张庆军病脉证治
实训笔记（一）

张友新　张庆军 ◎ 著

辽宁科学技术出版社
LIAONING SCIENCE AND TECHNOLOGY PUBLISHING HOUSE

拂石医典
FU SHI MEDBOOK

图书在版编目（CIP）数据

张庆军病脉证治实训笔记．一 / 张友新，张庆军著．-- 沈阳：辽宁科学技术出版社，2024.7. --ISBN 978-7-5591-3649-7

Ⅰ．R241.2

中国国家版本馆 CIP 数据核字第 20240KU269 号

出版发行：辽宁科学技术出版社

北京拂石医典图书有限公司

地址：北京海淀区车公庄西路华通大厦 B 座 15 层

联系电话：010-57262361/024-23284376

E－m a i l：fushimedbook@163.com

印 刷 者：三河市春园印刷有限公司

经 销 者：各地新华书店

幅面尺寸：170mm×240mm

字　　数：264 千字　　　　　　　印　　张：17.5

出版时间：2024 年 7 月第 1 版　　　印刷时间：2024 年 7 月第 1 次印刷

责任编辑：臧兴震　陈　颖　　　　　责任校对：梁晓洁

封面设计：君和传媒　　　　　　　　封面制作：君和传媒

版式设计：天地鹏博　　　　　　　　责任印制：丁　艾

如有质量问题，请速与印务部联系　　联系电话：010-57262361

定　　价：58.00 元

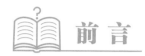 **前言**

感恩张庆军老师，让我有机会与大家认识。是张老师对我笔记的肯定，让我坚持了自己要走的路，那就是把中医书读薄。我通过这本书把跟随张庆军老师学习的中医笔记分享给大家，让我们共同学习，一起成长。

一、中医入门

我叫张靖，笔名张友新，目前在天津神农百草中医院工作。我曾在2017-2020年求学于天津中医药大学，跟随导师王洪武教授，研究方向是黄帝内经理论与基础研究。在求学期间，同时曾跟随天津中医药研究院附属医院心内科王作顺主任做了很多中医各家学说、中医名家经验、中医验方的整理工作，得到了老师的赞赏和肯定。两位王老师是我中医路上的启蒙老师和领路人。

2020年我硕士毕业，经过求学的三年，我本以为手里干货满满，掌握了很多理论，治病十分简单，哪想到，治病时却不是我想象的那样，频频打脸，有成功的喜悦，也有很多的无奈，疗效非常不稳定。

当时也不知道问题出在哪里。现在知道了，是诊断和鉴别诊断没有学明白，两位老师的疗效好是因为诊断思路清楚，而我只是学习了处方，再好的处方没有正确诊断也不会有效的。处方都是好处方，能不能治好病，关键在正确的诊断。那么，这个重要的问题该怎么解决呢?

二、接触张庆军老师

我把自己的疑惑告诉了王作顺老师，经王老师的推荐，我接触到了张庆军老师的《经方讲习录》。我赶紧阅读这本书，这本书把治病思路、疾病诊断讲的清晰明了，当时我十分激动，用了半个多月的时间，做了一份完整的《经方讲习录》笔记。做好笔记，又添加了张庆军老师的微信，报名参加了张老师的第四期网络课程，就这样，我成了张老师的学生。后来我把笔记邮给了张老师，张老师评价说笔记做的太好了，把中医知识浓缩了更有利于传播。

2021年，经王作顺老师介绍，我认识了天津神农百草中医院李书敏院长，去了天津工作。当年9月，我随院长去河南出差时，我们一起去汤阴拜访了张庆军老师，诚挚邀请张庆军老师来天津坐诊，直到现在，我依旧为能请到张老师而感到荣幸。

张老师每次天津坐诊，我都坚持跟诊学习。一年半的跟诊学习收获很大，对病脉证治辨证思路越来越清晰了，更加懂得诊断和鉴别诊断的重要性。2024年初，在张老师的帮助下，我结合伤寒、金匮以及临床各种类型，对咳嗽的治疗做了总结，整理成了"咳嗽辨治"笔记，分享给了广大中医爱好者和中医医生，不仅提高了自己的疗效，也帮助了很多人，不少读过这本笔记的人反馈说，治疗咳嗽的有效率明显提高了。

三、做中医笔记的初心和意义

我曾看过关于钱钟书先生的学习记录，他从不藏书，大家都说他拥有"过目不忘"的能力。事实上，钱老是把好的书籍读 3 ～ 4 遍，用笔记的形式把重点内容记录下来，每多阅读一次，就在笔记上做好补记工作。之后遇到需要的知识点，查找相应的笔记就可以啦。

这种方法太好了，用在中医的学习上也是非常有效的。笔记就是把书变薄的过程，读文字的同时结合笔记，可以很好地节约后期阅读时间。比如张锡纯的《医学衷中参西录》有多少人读过一遍呢？看过一遍又有多少人会翻阅第 2、3、4 遍呢？如果有了《医学衷中参西录》的笔记，这本笔记就可以帮助大家反复多次学习《医学衷中参西录》的知识点。笔记的特点是简便、直观，一份经典医书的配套笔记，可以起到常常翻阅时时回顾的效果，意义重大。

笔记和原书是相辅相成的关系，在当前"快消费"时代，笔记可以帮助更多的人快速了解书籍，用最少的时间掌握书中的精华。

中医书籍浩如烟海，我的使命是把更多的好书做成笔记分享给大家，方便大家阅读，帮助更多的中医人。

我在 2023 年建立了友新笔记公众号，当把这些想法与张庆军老师分享时，非常钦佩张老师的格局，他支持我先从病脉证治网络课笔记着手，让我分享好的东西给大家，以让更多的中医爱好者受益。

本书是我整理的病脉证治实训笔记第一分册，以后会有第二、第三……分册陆续出版。如果读者觉得本书有学习的价值，并且愿意和我进行学术交流，请加我微信，我的微信号是 youxinzybj。

脚踏实地、兢兢业业，把中医学好，把中医笔记做好，把更多中医里的好知识、好经验分享给大家。让我们共同学习、一起进步，为中医的明天添砖加瓦。

感谢王洪武老师、王作顺老师、李书敏院长、李俊卿总编、臧兴震编辑。

张友新

2024 年 5 月 31 日

目录

食积与临床

一、网络课讲稿

大家好，我们开始讲课。

讲课的时候，我会专门给大家留出提问的时间，让大家提问题。

这一段时间甲流的病人非常多，小孩子更多。小孩子生病时，食积占重要因素，得食积的主要原因，就是喂养不当，照顾不周到，都是太溺爱孩子了，让孩子吃的太多。

食积的主要表现：肚子胀，喜欢趴着睡觉，大便酸臭，有时候还有不消化的食物。

有了食积之后，小孩子睡觉不安稳，手脚心发热。睡觉的时候，头顶、额头爱出汗，或者蹬被子。

有的也会出现大便干，最主要的症状是肚子胀，舌苔厚腻，大家记住，小孩子食积的诊断，肚子胀，舌苔厚腻。

其他的症状都是辅助诊断。

小孩子的感冒与食积有密切关系，称为夹食伤寒。

这一次的甲流，当然也不例外，百分之八九十以上的小孩子都合并了食积，看一下舌头，只要舌苔厚，就说明合并有食积了。小孩子食积发烧有两种情况，第一种情况是先有食积，后来得了感冒；第二种情况，先感冒了，感冒之后又食积了。

这两种情况都是既要治疗食积，同时又要治疗感冒，所以叫做夹食伤寒，在小儿科的治病里面，第一个需要注意的因素就是食积，必须要重视。不重视食积问题，小儿好多病就治不好。

不仅仅是小孩感冒的问题，发烧的问题，其他的问题都要考虑到这个因素。

📖 案例1

有个5岁的小孩子，发烧3天，体温38.5℃以上，鼻子不透气，流清鼻涕，舌苔厚，舌尖红，嗓子疼，急性扁桃体炎，扁桃体肥大，现在的小孩子扁桃体肥大的很多、很常见。

【治疗】用保和颗粒治疗食积，用新加升降散治疗扁桃体发炎，这个小孩子吃了一副药就退烧了。

【处方】新加升降散。

薄荷4g后下，大黄1g，连翘9g，僵蚕4g，蝉蜕4g，姜黄3g，栀子6g，淡豆豉4g。

这次甲流的病人当中，小孩子嗓子疼的不少，嗓子疼的基本上都是扁桃体发炎，特别是一咽唾沫就疼的，确定是扁桃体发炎。治疗小儿急性扁桃体发炎的特效处方是新加升降散。全国各地都适用，疗效都没有问题。

📖 案例2

有一个六七岁的小孩子，他的舌苔厚，一看就是有食积，但是他舌苔的周边有剥苔，这个情况，该怎么处理呢？刚才我们讲了食积的情况，现在我们讲食积伴有阴虚的，伴有剥苔的情况。剥苔是舌的周边有全部或部分剥落的苔质。

【处方】保和汤加天冬 6g，麦冬 6g，玉竹 6g。

吃了以后，也是一天就退烧了，小孩子的退烧非常的关键，争取一到两天退烧，退不了烧，家长的心里火急火燎的。

📖 案例3

还碰到一个小孩子，大概五六岁，舌质是淡的，舌苔是厚的，舌中心有剥苔。食积伴有阴虚的，有两种情况，刚才讲了舌中间舌苔比较厚腻，舌边有剥苔的，用保和汤加天冬 6g，麦冬 6g，玉竹 6g。

现在这个小孩的舌质淡，舌中心剥苔，其他的部位舌苔有点厚，这个时候，需要用六君子汤加天冬 6g，麦冬 6g，玉竹 6g。

问答

❶ 问：剥苔舌可以说是阴虚吗？

张庆军回答：是的。

❷ 问：老师，如何诊断扁桃体肥大？

张庆军回答：扁桃体肥大可以用压舌板看到的。

❸ 问：新加升降散适用于慢性扁桃体增生肿大的患儿吗？

张庆军回答：不适合。

❹ 问：有的人感冒后留有鼻音重或者轻微咳嗽几声，怎么善后？

张庆军回答：可以荆芥外敷。

❺ 问：老师，嗅觉减退怎么治？

张庆军回答：温胆汤。

📖 案例4

下面再讲一个病案，有一个七岁的小孩子，高烧两天，39℃以上。

家长非常担心。确实也有小孩子因为发烧，留下癫痫等后遗症的。

这个小孩子的舌苔厚，大便干，吃了保和丸，仍然不退烧，不是说小孩子的舌苔厚，吃了保和丸都能退烧，总会碰到特殊情况的。

经过询问得知，这个小孩子非常爱吃冰淇淋，即使天不暖和，他也非吃冰淇淋不可。

这次就是吃了冰激凌之后发的烧，他这个发烧是什么呀？他也是食积发烧，但是它是寒食积。

寒食积在临床上也十分常见，大家不要认为一说食积都是热食积，这就想错了，什么东西都要分寒热。吃冰淇淋了，或者说吃了一个冷馒头，吃了一个冷面包，吃了一个冷饮，都有可能形成寒食积。

大冬天的，先吃的火锅，然后吃冰冻的西瓜，有的人就留下寒食积了。

寒食积在小孩子当中非常的常见，大人中间也常见。现在夏天，冷饮的流行，包括水果，包括冰冻的啤酒，都会导致寒食积的出现。

寒食积的具体治疗方法在下面的案例 5 中，我会详细讲述。

📖 案例5

这次在天津坐诊，有一个老太太，大概六七十岁了，她得了肚子疼，病程漫长，疼了三四十年。

这三四十年呐，各种检查，各种治疗，各种用药，都没治好，后来没办法，就靠吃止疼类药，止疼类药有副作用，但她不吃不行，疼啊。

我们通过问诊，要找病根。什么叫找病根？第一次得病是因为什么？这个在很多的疾病当中具有重大价值。

确实有很多人想不起来第一次得病的病因，或者病因不明确，但有的人非常明确。这个病人就是非常的明确。第一次就是因为吃了一个凉东西，后来就肚子疼，再后来就一直肚子疼，疼了几十年。

这个就好办了，找到病根了就好治了，它是什么情况呢？它是寒食积，又叫冷积。

在经方里面，冷积的有寒结胸，就是结胸的寒证。

用三物白散。

三物白散用的是什么？桔梗，巴豆，贝母，现在我已不再去配这个药，大家也没必要再配这个药。

那么临床用什么？用中成药，用含有巴豆霜的中成药。大家记住这句话，对于冷积来说，对于寒食积来说，巴豆霜是特效药，其他的任何药都代替不了。

治寒食积用附子剂、川乌剂、硫磺、雄黄都不行，必须得用巴豆霜。给她选一个中成药就行了。

小儿七珍丹，王氏保赤丸，里面都含有巴豆霜。

我更喜欢用小儿七珍丹，又叫小儿七珍丸，这个中成药很便宜，让老太太回去吃，三天就好了。

一个三四十年顽固性的肚子疼，就这么治好了，而且除了根。把里面的冷积打下来之后，她的肚子就不疼了，就这么简单。关键是诊断。

小孩子有热食积，也有寒食积，大人里面寒食积也十分常见，一定要记住这句话，脑子里面有了这个概念，能诊断出来就能治愈。诊断不出来，就会让病人做各种的检查，吃各种的药，给病人带来无穷无尽的痛苦。

📖 案例6

有一个二十来岁的女孩子，发高烧，39℃，肚子疼，肚子胀。

输液发烧下去了，不输液又上来了，吃退烧药下去了，不吃退烧药又上来了，39℃多。医院没办法，怀疑阑尾炎，但是看着也不像，后来说实在不行就剖腹探查。病人害怕，找我治疗。

刚开始接诊这个病人时，我诊断有失误的地方，因为她口苦，左少腹压痛，就用了大柴胡汤合桃核承气汤，用药以后也有效，但是停了一两天烧又起来了，肚子又疼起来了。

后来就问，第一次得病是因为什么？这个肚子疼也好，发烧也好，肚子难受也好，第一次是因为什么得的这个病？要问清楚。

病人已折腾一两个月了，有些记不清，最后经过刨根问底，终于搞清楚了，她那一次吃烧烤时吃了一个冷的羊脑花，吃完以后就开始出现问题了，逐渐的就一天比一天严重。

问题找到了，什么病？寒食积。用什么？小儿七珍丹。

她吃了一瓶小儿七珍丹（40粒）后并没有拉肚子，后来又吃了半瓶（20粒），等了两个小时开始上卫生间了，据病人后来自己说到底拉了有多少呢？拉了大概有一桶，都是臭不可闻的那些粪便。

后来又吃了两次，体内仍然往外排脏东西，然后就好了。总共吃了三次药。这病人一直发烧，到最后里面的脏东西把肠子都要胀断了，你想里边有多少脏东西。

我们讲到食积了，就要把小孩子和成人的食积问题都讨论清楚。我给大家讲过一句话，所有病人的症状都是典型的，为什么我们认为有些病人不典型呢？是因为看不出来，其实都是典型的。

下面再讲一个食积的类型，湿热食积。

刚开始我对这个类型的重视程度不够，后来我看了熊继柏老师的书，《中医创造奇迹》里面有一个病案，就是湿热食积，用的什么啊？枳实导滞丸，后来我也碰到过几个，用枳实导滞丸治好了，大家有兴趣的可以看一看。

枳实导滞丸的这个病案，我就不讲了，熊继柏老师讲的形象生动，中医的生命力在于什么？在于诊断，只要诊断正确，治疗就不成问题了。

说了湿热食积之外，我们还要再提到一个概念，寒湿食积。

用参苓白术散或者附子理中丸。

寒湿食积要考虑到参苓白术散，或者附子理中汤、附子理中丸这一系列的。

总结一下食积类型：

热食积 —— 保和丸；伴有阴虚的加天冬、麦冬、玉竹。

寒食积 —— 小儿七珍丹，王氏保赤丸。

湿热食积—— 枳实导滞丸。

寒湿食积—— 参苓白术散，附子理中丸。

食积的诊断主要是肚子胀，舌苔厚腻。

如果从舌苔厚腻的角度来讲，附子理中丸不是很恰当，还是推荐参苓白术散。

问答

6 问：寒食积，温脾汤和大黄附子细辛汤可以吗？

张庆军回答：寒食积，必须用巴豆霜。其他药都不行。

7 问：老师，请问咳嗽最后还会遗留一些不同情况：如有的是"空空"声；有的是"吭吭"声，如何善后？

张庆军回答：这是鼻炎导致的咽炎，用苍耳子散之类的治疗。

8 问：小儿七珍丹成年人服用需要加量吗？

张庆军回答：需要。

9 问：有的伴有肚子疼的，是不是把食积解决了，肚子疼也就会没事了？

张庆军回答：是的。

10 问：怎样辨别寒食积，热食积，湿热食积，寒湿食积？

张庆军回答：辨别寒热，第一个方法就是看舌苔的干燥和舌苔的湿润。凡是舌苔干燥的，都是热；舌苔湿润的，都是寒。

第二个方法是看舌质，舌质红的都是热，舌质淡的都是寒。

但是特殊情况肯定会碰到的，先讲这些，最简单的方法：舌质淡的诊断为寒，舌质红的诊断为热，舌苔湿润的诊断为寒，舌苔干燥的诊断为热。

11 问：老师好！食积与金匮宿食病有何异同？

张庆军回答：基本一样。

治疗小儿食积咳嗽，有一个中成药，小儿消积止咳口服液。效果不错，可以推广一下这个药。

小儿的食积咳嗽，黎明的时候最剧烈，有的时候能听到痰的声音，嗓子里面呼噜噜响，刚才给大家推荐了，小儿消积止咳口服液，或者用保和汤加减，如果流清鼻涕，可以加荆芥防风。

下面谈一谈参苓白术散。

参苓白术散的组成是：莲子肉，薏苡仁，砂仁，桔梗，白扁豆，茯苓，人参，甘草，白术，山药。治疗的要点是脾虚夹湿。

第一个，脉肯定是无力的；第二个，吃饭是有问题的，还有消化差，肚子里有肠鸣音，大便稀，大便次数多，身体没劲儿，消瘦，脸黄等等这一类的，消化系统的症状为主。

总结为脾胃虚弱，食少便溏，气短咳嗽，肢倦乏力。

参苓白术散的舌诊特点是舌质淡胖，苔白腻。

在临床上，首先治疗的是消化系统的疾病，例如胃炎，肠炎，肝炎，结肠炎，胃溃疡，肝硬化，痢疾，胃肠功能紊乱，胃疼，拉肚子等等，症状如上所述。

其次，可以治疗由于消化系统导致的呼吸系统疾病，比如说咳嗽，哮喘，慢支，支气管扩张，肺结核，肺心病，以及肺癌等等。

参苓白术散在小儿科也很常用，像小儿的反复呼吸道感染，小儿的腹泻，小儿的慢性鼻炎，鼻窦炎，小儿贫血，小儿肺炎等等，都有明确的治疗作用，关键是什么呀？关键是诊断。

刚才大家提的问题也很好，什么叫寒食积，什么叫热食积，什么叫湿热的，什么叫寒湿的，把这些问题搞清楚，包括参苓白术散脾虚夹湿，什么叫脾虚？什么叫湿？把这些基本的概念搞清楚，将来到临床了，诊断正确了，效果绝对没有问题。

当你在临床上看到这一次甲流的病人，小孩子舌苔厚的病人，用了保和丸不见效，你就要考虑什么？小儿七珍丹，你得问一问，如果他是寒湿的食积，你还要考虑参苓白术散，如果是湿热的食积，就要用枳实导滞丸，而不能光局限在保和丸上，都掌握了，你的有效率、成功率就高了。

另外阴虚的也要知道，小孩子里面阴虚的也常见。

问答

⓬ 问：小孩长期大便有食物残渣肚子胀，也是食积吗？

张庆军回答：是的。

⓭ 问：参苓白术散证加上水滑舌，脉无力，用什么药？

张庆军回答：参苓白术散里面本来就有茯苓，可以对治水滑舌。

⓮ 问：小孩舌头两侧有红点，舌苔不厚，不爱吃饭有专方吗？

张庆军回答：小柴胡颗粒。

⓯ 问：脉有力的胃酸，打嗝用什么方？

张庆军回答：大柴胡汤。

⓰ 问：老师，一吃完饭就打嗝嗳气是不是食积？怎么诊断用药？

张庆军回答：橘枳姜汤。

二、友新笔记

小儿食积多因喂养不当，照顾不周导致。

【诊断】（主证）肚子胀，（次证）舌苔厚腻。

【临床表现】舌苔厚腻、肚子胀、喜欢趴着睡、大便酸臭、可伴不消化食物、睡觉不安稳、手脚心发热、睡觉时额头出汗、蹬被子，以及大便干等问题。

【辨寒热】舌苔水滑（寒）；舌苔干燥（热）；舌质淡（寒）；舌质红（热）。

- 小儿感冒 80% 以上合并食积，小儿感冒与食积有密切关系，多为夹食伤寒

- 小儿食积发热分两种情况：

    ①先食积，后感冒；

    ②先感冒，后食积。

【治疗】既要治疗食积，又要治疗感冒。

1. 热食积【保和丸】

病案 1

小儿，5 岁。发热 3 天，高热 38.5℃ 以上，鼻塞清涕，舌苔厚舌尖红，咽痛，急性扁桃体炎。

【诊断】食积 + 甲流咽痛。

【处方】保和颗粒【食积】+ 新加升降散【急性扁桃体炎】

甲流咽痛，特别是一咽唾沫就疼的，属扁桃体发炎，需要合用新加升降散。

2. 食积＋阴虚

病案 2

小儿，6 岁。舌苔厚，有食积，舌边剥苔。

【诊断】食积＋阴虚。

【处方】保和汤＋天冬 6g，麦冬 6g，玉竹 6g。

病案 3

小儿，6 岁。舌质淡，舌苔厚，舌中心剥苔。

【诊断】食积＋阴虚。

【处方】六君子汤＋天冬 6g，麦冬 6g，玉竹 6g。

3. 寒食积【小儿七珍丹（巴豆霜）】

病案 4

小儿，7 岁。高烧 2 天，39℃以上，舌苔厚，大便干，服用保和丸，不退热，经询问后其爱吃冰淇淋。

【诊断】寒食积【冷积】（服用各种冷食均有可能发生）。

【处方】小儿七珍丹。

寒食积在小儿中非常常见，经方中有三物白散（桔梗、巴豆、贝母），临床选择含有巴豆霜特效药（小儿七珍丹、王氏保赤丸里面都含有巴豆霜）。

病案 5

女，60 多岁。肚子疼三四十年。经问诊发现，是因为几十年前有一次吃了凉东西，后来就肚子疼，疼了几十年。

【诊断】寒食积。

【处方】小儿七珍丹或王氏保赤丸。

病案 6

女孩，疫情期间发热 39℃，腹痛腹胀，输液改善，不吃药则复发，医院要求剖腹探查。刚开始有口苦，少腹压痛，用大柴胡汤合桃核承气汤，刚开始有效其后复发，后通过问诊了解到第一次得病原因是吃了凉脑花之后开始出现问题。

【诊断】寒食积（冷积）。

【处方】小儿七珍丹。

服药后，排出 1 桶大便，臭不可闻。

4. 湿热食积【枳实导滞汤】（看熊继柏书籍 P94）

熊继柏病案

男，38 岁，发热 40 余天，体温 39℃，每天下午严重，上午轻，肚子胀严重（不疼），望诊大腹部鼓起，吃不下饭，大便稀溏，每日 2～3 次，大便黏，不怕冷，舌苔黄腻，脉细数。

【处方】枳实导滞汤 + 厚朴。

【分析】

● 舌苔，黄腻，腹胀，大便溏→湿热胶结于肠中。

● 每天下午发热【日晡所发潮热】→阳明病胃家实。

【知识拓展】

● 阳明腑实：腹胀，大便硬，甚至腹胀，不大便→承气汤【下到大便溏为度】。

● 湿热胶结：腹胀，大便溏，舌苔黄腻→枳实导滞汤【缓下法，下到大便硬为度】。

小贴士：枳实导滞汤

【导滞】滞——湿热阻滞。

【功效】清湿热，导食积。

【应用拓展】慢性结肠炎、糜烂性结肠炎。

（＋槟榔、木香）木香导滞丸：治疗大便中夹有黏液（白色黄色黏液）。

5. 寒湿食积【参苓白术散／附子理中丸】

参苓白术散

【主治】脾虚夹湿。

【特征】脉无力＋消化系统症状（消化差，肠鸣音，大便稀，大便次数多，身体乏力，消瘦，脸黄）。

【总结】脾胃虚弱，食少便溏，气短咳嗽，肢倦乏力。

【舌诊特征】舌质淡胖，苔白腻（可伴舌苔水滑）。

【儿科应用】如小儿的反复呼吸道感染，小儿的腹泻，小儿的慢性鼻炎，鼻窦炎，小儿的贫血，小儿的肺炎等。

【现代疾病】消化系统、呼吸系统症状符合上面特征即可。

6. 食积咳嗽【小儿消积止咳口服液（效果好）】

【特征】黎明时咳嗽剧烈，可听到痰声。

【处方】小儿消积止咳口服液或保和汤加味。如流清涕，+ 荆芥，防风。

经验分享

- 一吃饭就打饱嗝——橘枳姜汤。
- 小儿舌头两侧红，舌苔厚，不爱吃饭——小柴胡汤。
- 胃酸，打嗝，脉有力——大柴胡汤。
- 咳嗽最后还会遗留"空空"/"吭吭"声——鼻炎导致的咽炎，用苍耳子散之类。

三、友新医案

寒食积病案1

窦某，女，28岁，2023年2月以"结肠炎腹泻与便秘交替发作、腹胀疼痛"为主诉来诊。

【症见】腹泻和便秘交替发作，来就诊时处于便秘期，腹胀疼痛，大便如羊屎状，吃凉东西后腹痛加重。

经仔细询问，患者第一次得病原因是吃冰冻西瓜之后，开始拉肚子，然后西药治疗，之后就得了慢性结肠炎。

【诊断】寒食积。

【处方】小儿七珍丸，一次一瓶（40粒），一天吃一次。空腹吃。

【疗效】病人吃了一瓶之后大便三次，休息一天，又吃了一瓶小儿七珍丸，又大便三次。腹痛转为腹部不适。之后让她每两天吃一次，一次一瓶。

患者共服六次之后，腹胀、腹痛消失。

【二诊】大便正常，停用小儿七珍丸。

其后观察半个月结肠炎症状消失，大便一日一次。

【分析】临证要治病求本，现在冷饮流行，寒食积的人群不在少数。寒食积会导致发热、便秘、抽搐、咳嗽、哮喘、胃疼、肠炎、胃胀、胃炎、反流性食管炎、咽炎、痛经等等。跟诊张庆军老师学会寒食积的诊断和小儿七珍丸的使用后，帮助不少病人解决了病痛。

📖 寒食积病案2

董某，女，30岁，2024年3月以"腹痛"为主诉来诊。

【症见】两个月前腹泻，伴腹部阵痛、绞痛，半个月前大便转为羊屎状，伴腹中绞痛，下午排气多，疲乏，腰痛。经询问，第一次得病是因为吃了火锅、又喝了冷饮之后开始腹泻、腹痛，舌质淡，苔白腻，有红点。

【诊断】寒食积

【处方】小儿七珍丸，两天吃一次，一次一瓶。空腹吃。

【二诊反馈】服药两小时以后，每天大便1～2次，大便成形，腹胀、腹痛等症状消失。

【处方】小儿七珍丸，改为三天吃一瓶。

📖 湿热食积案

曹某，男，60岁，2024年4月以"下午腹胀"为主诉来诊。

【症见】腹胀，排气多，下午明显，伴大便不爽，乏力明显，睡眠差。舌质红，舌苔腻，舌上有唾液线。

【处方】枳实导滞汤、三仙汤、温胆汤。

炒枳实10g，焦神曲30g，黄连3g，黄芩6g，大黄2g，炒白术10g，泽泻 10g，茯苓 10g，仙鹤草 30g，仙茅 6g，淫羊藿 9g，竹茹 9g，陈皮 9g，清半夏 9g，14 付，水煎服。

【二诊】大便不爽减轻，疲乏减轻，睡眠有所改善，入睡容易，但半夜 2～3 点容易醒，醒后仍可入睡。

2～3 点属于肝经，处原方加乌梅 30g，继服 14 付。

四、友新总结

 本节课程的知识点总结

1. 食积的诊断主症为肚子胀，次症为舌苔厚腻。临床上很多儿科大夫习惯性为小儿做腹部叩诊也是考虑这一因素。

2. 热食积的用药是保和颗粒。

3. 食积伴阴虚的用药是保和颗粒／六君子汤加味天冬、麦冬、玉竹。

4. 寒食积的用药是小儿七珍丹、王氏保赤丸。

5. 湿热食积的用药是枳实导滞汤。

6. 寒湿食积的用药是参苓白术散或附子理中丸。

7. 食积咳嗽的用药是小儿消积止咳口服液。

本节课程相关知识点补充

1 新加升降散是温病第一方升降散的加味方。名医李士懋常用本方治疗急性扁桃体炎、热性病毒性感染，如腺病毒肺炎等。本方组成为：僵蚕 8g，蝉蜕 4g，姜黄 8g，大黄 3g，淡豆豉 10g，栀子 10g，连翘 12g，薄荷 3g（后下）。本方使用指征为舌尖红点，伴咽部吞咽疼痛（如扁桃体炎）。方中大黄同煮不必后下，薄荷后下是为了帮助解决发热问题。张庆军老师常用本方结合保和颗粒治疗小儿热性食积导致的各类病症。本方使用时加蜂蜜和黄酒可以增加疗效，详细学习可以参考升降散原书记录。

2　保和颗粒即保和丸原方颗粒制剂，颗粒剂型便于患儿服用，临床使用指征是舌苔厚，肚子胀，脉有力，小儿多见。热食积类病症还需注意时间特征，即晨间 3 ～ 5 点（黎明时）加重的疾病如咳嗽、发热等，需要考虑保和丸 / 小儿消积止咳口服液的使用。

3　六君子丸应用于脾虚伴少量食积的类型，临床使用指征是舌质淡、肚子胀、食后即便、脉无力，合用天冬、麦冬、玉竹常用于感冒后气阴两虚伴食积的孩子。

4　吃了凉东西导致的腹痛或便秘属于寒积，这类疾病用附子剂、艾灸都会有效，但是，最特效的是巴豆霜，且有的病人非巴豆霜不可，其他药物无效。小儿七珍丹中含有巴豆霜成分，较安全，小儿可用。我们在临床要治病求本，病发于"一份冰可乐"、"凉脑花"的寒积病症，要从本（寒积）治疗。如买不到小儿七珍丸，灸双侧的天枢穴，一部分人群也有效。

5　枳实导滞汤治疗的是湿热食积，临床使用指征是舌苔黄腻、腹胀、大便溏且黏臭，符合上述特征就要考虑使用枳实导滞汤。

6　附子理中丸的使用除了课堂提到的脉无力、消化系统症状外，还要注意舌诊，舌诊特征是舌质淡、舌体胖大、舌苔不腻，这类舌诊的患者多见于多消化系统、呼吸系统各类疾病，如反复呼吸道感染、腹泻、慢性鼻炎等。2022 年底，反复不愈的阳后咳嗽患者，多为此类舌象，附子理中丸应用效果奇佳。

结肠炎的治疗

一、网络课讲稿

大家好，我们接着讲课。

今天讲结肠炎，我 20 多年来治疗了很多结肠炎病例。

最开始的时候，是希望找到一个特效方，或者特效药，才特别关注了结肠炎的治疗。比如像仙鹤草或者朱良春的仙桔汤，经过验证，确实是有效的，特别是仙鹤草，在结肠炎的治疗中确定是有效的。

但是我要追求更高、更快、更好的疗效，一心想达到根治的目的。以前不敢说根治，为什么？做不到。

为什么做不到啊？就是总感觉差了那么一两层，感觉那个根本性的东西没有搞清楚。

经过这么多年的努力、临床上的摸索，现在可以这样说，大部分的结肠炎可以治好了，而且有很多人是可以根治的。以前是不敢讲这句话的，因为以前水平没有达到这个程度。

在结肠炎的治疗方面我走过很多很多的弯路，走来走去，最后走到哪里了？又回到《伤寒论》《金匮要略》了，又走到经典上了。有一次，我在微博上发了一篇文章，说中医的尽头是经方，经方的尽头是病脉证治，在结肠炎这个疾病上体现得非常明显。

📖 案例1

一位 38 岁的男性，患结肠炎十几年了，每天大便 30 多次，严重影响了生活和工作，他根本就不敢出差。平时，总是有肛门下坠、里急后重的感觉。他一天大便 30 多次，再加上这种里急后重感，活着非常痛苦，西药、中药的方法能用的都用了，灌肠什么的，能想到的都用了，关键是治了十几年治不好。他的病情如下：

1. 轻易不出汗，有颈椎病。

2. 口不苦。

3. 大便稀，大便次数多（结肠炎病人，大便有黏液，有脓，大便量少，很常见）。

4. 吃凉的没有问题。

5. 手脚不凉。

6. 四肢不凉。

舌诊：舌质淡，舌苔薄白。

腹诊：无压痛。

脉诊：脉有力。

这个病人不出汗，用麻黄剂；有颈椎病，用葛根剂。

病人最后的病脉证治是这样的：

【病】太阳病，麻黄剂，葛根剂。

【脉】脉有力。

【证】不出汗，脖子难受，大便次数多。

【治】葛根汤。

【处方】葛根 80g，麻黄 9g，桂枝 6g，生姜 9g，炙甘草 6g，生白芍 6g，大枣 6 个。

含有葛根的处方，都是需要葛根先煎的，麻黄也是需要先煎的。此外凡是含有麻黄的处方，要记住一点：早上中午饭后吃，晚上不吃。为什么麻黄不能空腹吃，因为麻黄空腹吃的话，胃难受、不舒服。另外不能晚上吃，晚上吃了以后兴奋，睡不着觉。

【效果】吃了一付之后，第二天大便次数减为十几次，减少了一半，三付吃了之后每天大便三到五次，病人非常满意，他终于可以正常生活和工作了，而且没有肛门下坠、里急后重的感觉了。

我们来看一下相关的条文。

31 条：太阳病，项背强几几，无汗恶风，葛根汤主之。

病人不出汗，脖子难受，用葛根汤。

32 条：太阳和阳明合病者，必自下利，葛根汤主之。

下利说的大便次数多，指的是大便，只要经方里面说下利的就是大便次数多，指的是腹泻。

这个结肠炎就这样用葛根汤治好了。

在治疗之前，我们应该怎么办？应该忘记"结肠炎"这三个字，为什么？因为你认为他是结肠炎的时候，你就很难单纯地只用一个葛根汤来给他治疗，可能你的思想就变得复杂了，会想想这，想想那，到最后反而治不好了。又是收敛的，又是止泻的，又是健脾的，又是补肾的，甚至你想用一些来调节免疫的中药，或者大便里面有白粘条，该怎么办？头绪混乱，被干扰了，治病就无从下手。如果我们忘记他这个结肠炎，然后用病脉证治的方法，我们可以很简单地诊断为太阳病里面的葛根汤证。

所以为什么有些病人治不好？最关键的是因为忘记了经方，忘记了病脉证治，忘记了有表先解表。

问答

① 问：葛根汤治的下利是热利吗？

张庆军回答：不是。葛根汤治疗的是寒利，肛门没有灼热感。

② 问：该患者有里急后重，是否可用小建中汤类加葛根呢？

张庆军回答：不可以。这个病人脉有力，是实证。小建中汤治疗的是虚证。

③ 问：请问这个人有恶寒症状吗？

张庆军回答：有。

有的病人轻易不出汗，只要轻易不出汗的，都是有表证。即使脉是沉的，也是有表证的。脉沉的时候需要再加一些其他的药，比如说需要加附子，或者当归，或者黄芪，或者熟地，但是必须要解表。

另外，在临床上有些病人自己说：一出汗，他的病就减轻了，提示了我们要解表，要用汗法。

案例2

下面再来看一个病案，有一位 40 岁的女性，患结肠炎 20 多年。

大家看到了结肠炎的病人病程都比较长，为什么？一直治不好，没法根治，所以患病的时间都很长，病人也就越来越多了。

这个女病人病情如下：

1. 平时爱出汗，动不动就一身汗，怕风怕冷，脖子也不舒服，她一转脖子，嘎嘣嘎嘣地响。

2. 口不苦。

3. 大便次数多，一天一二十次。

4. 吃凉的没有问题，可以吃凉。

5. 手脚不凉。

6. 四肢不凉，休息可以，小便正常。

舌诊：舌质淡，苔薄白，提示病人是寒证。

腹诊：无压痛。

脉诊：脉有力。

病脉证治如下：

【病】太阳病，桂枝剂，葛根剂。

【脉】脉有力。

【证】爱出汗，怕风怕冷，脖子难受，大便次数多。

【治】桂枝加葛根汤。

【处方】葛根 60g，桂枝 9g，炙甘草 6g，生白芍 9g，生姜 9g，大枣 6 个。

【效果】当天就见效了，七天以后大便正常，每天一到两次。大家会看到，脉有力的病人，好的都非常快。

按照我们的病脉证治，这个病人的治疗十分简单，前提要按照我们经方的辨治思路来诊断。

这些病例给我们的提示有：

第一个提示，病人病了很多年，仍然可以是太阳病，可以是表证。这个在临床上会经常见到，为什么？现在的病人几乎都不解表，西医没有解表的概念，中医里边儿都是验方、偏方，在那儿套方，不会给病人解表的。比如一个胃病的病人，有几个中医会给他解表了？几乎没有。而我们遇到很多胃病病人都要用小青龙汤，为什么？病人有表证啊，吃了就好了。我在临床经常碰到小青龙汤证的胃病，为什么呀？没有人给他解表，多少年都不解表，所以他一直治不好。

结肠炎也是这样，葛根汤证，桂枝加葛根汤证非常的常见，但是没有人用，第一，医生不用经方；第二，即使用了经方，医生也没有考虑解表的问题，所以说病人病了很多年，几年，十几年，几十年，仍然可以是太阳病，可以是表证。

第二个提示，尽管病了很多年，看起来是很顽固的症状，病的时间很长了，病根很深了，但是病脉证治以后，仍然可以迅速见效，迅速治愈。不能因为病人病了 20 年，就得吃 20 年的药，他仍然可以在一星期之内治愈。

第三个提示，很多的疑难病都要解表。结肠炎病人最常见的误区是什么呀？各种补，各种涩肠止泻，补脾的、补肾的，脾肾双补的，石榴皮等用了很多，也没有效果，我以前吃了很多这样的亏，走了太多太多的弯路了，所以我才给大家讲，最终还是要回到经方上来，回到病脉证治上来，回到我说的有表先解表上来。

所以现在才敢讲结肠炎是可以治好的，而且，大部分都能除根。

治疗腹泻、结肠炎这一类病的时候，葛根剂很常用，除了葛根汤，桂枝加葛根汤，还有一个是什么？葛根芩连汤。葛根汤，桂枝加葛根汤治疗的是寒利，葛根芩连汤治疗的是热利，热利的时候，肛门有灼热感，大便一般都非常臭了。

34 条：太阳病，桂枝证，医反下之，利遂不止，喘而汗出者，葛根芩连汤主之。

【讲解】有一个病人，感冒了，脉有力，爱出汗，怕风怕冷，这是什么？这是桂枝汤证，应该喝桂枝汤来治疗，结果，病人没有喝桂枝汤，喝了什么？喝了清热解毒口服液，蒲地蓝等等，病人吃了以后，不停地拉肚子，肛门灼热，大便有脓有血，大便比较臭，呼吸困难，大汗出，这个时候应该用什么啊？

用葛根芩连汤。

葛根芩连汤治疗结肠炎，这个就不再举例了，为什么呀？我们临床碰到这些病人，好多人都用过白头翁汤、葛根芩连汤、桃花汤等，但是最容易忽视的是什么？葛根汤，桂枝加葛根汤。就是忽视了解表的问题。

强调一点，病人的大便次数越多，葛根的剂量越要大。另外葛根、麻黄在经方里面都是要先煮的。

问答

4 问：

（1）结肠炎用葛根是不是量一定要大才行？

张庆军回答：是的。最少60g，即使用100g也没有问题。

（2）老师，有的病人舌质淡红，苔白腻，但仔细看舌质上有散在的红点，是不是说明内有郁热，需要用黄连或牡丹皮清内热吗？

张庆军回答：是的。

5 问：老师，用粉葛还是柴葛？

张庆军回答：用粉葛效果好。

6 问：老师，同时增加麻黄桂枝的量，疗效是否会更好？

张庆军回答：没有必要。还是先小剂量用，安全。

7 问：老师好，葛根和麻黄要先煮多久，再和其他要一起煮？

张庆军回答：半小时。现在很少有人去先煎了。

8 问：老师好，葛根汤、桂枝加葛根汤用在感冒或其他表证时，葛根、麻黄亦要先煎吗？

张庆军回答：按照经方要求，都要先煎的。条文明确规定了。

9 问：老师好，患者下利同时多伴有下坠，下坠该如何考虑？

张庆军回答：不用处理。该用葛根汤的，喝了葛根汤就好了。

⑩ 问：先煎的话是不是水要多放些？

张庆军回答：是的。

下面再来谈结肠炎。

不少的结肠炎病人肚子疼，肚子一疼就得上厕所，上厕所之后，大便一些黏条，或者大便一些脓，大便一些血，有的一点点大便，然后肚子就不疼了，等了一会儿，或者等了几个小时，又开始了。

这个是什么病呢？这个就是宿食病。

《金匮要略》第十篇腹满寒疝宿食病病脉证治，就是讲这个宿食病。

病人为什么要不停地去大便呢？目的是什么？目的是要把宿食排出去，那么宿食排出去了没有？排出去了一部分。排出一部分之后，他肚子就不疼了。但是，显然病人本身的力量是不能够排净的，所以，他就要每天不停地去上厕所。这是身体排病的趋势和反应，排出去之后身体感觉到了舒服，说明是有宿食的，体内是有垃圾的，要排出去。

只要我们帮助病人把宿食排出去、排干净，他的结肠炎就好了，也就可以根治了。今天我们讲的解表很重要，当然排出宿食也非常重要。

有的病人没有表证，他来了以后，问他怕冷不怕冷？不怕冷。怕热不怕热？不怕热。出汗怎么样？出汗正常。有的结肠炎就是这样，那么这些结肠炎的病根在哪里？记住关键点，刚才我给大家讲了，就是大便前他肚子难受，肚子疼，肚子不舒服，不管他，关键问大便之后什么情况？大便之后舒服了，这说明什么情况？说明需要我们用药来帮助他把体内的垃圾、毒素、宿食排出去。

我们来看一看金匮第十篇腹满寒疝宿食病病脉证治，看看医圣诊断宿食的脉象。

"寸口脉浮而大，按之反涩，尺中亦微而涩，有宿食。"这个不好推广，说老实话，现在这个涩脉，我都把不出来。

"脉数而滑者，有宿食。"这个我能把出来，脉数脉滑这个能把出来。

"脉紧如转索无常者，宿食也。"这不太好理解，这个脉紧也是可以把出来的，但是我把握不是太大，转索无常，这就不好理解了。

"脉紧头疼风寒，腹中有宿食不化也。"这是从脉象上来讲。

另外医圣从症状上也进行了鉴别，"下利不饮食者，有宿食也"这个好理解，临床好判断。但是我刚才给大家讲了，判断结肠炎是不是宿食病就是一种方法，病人大便前难受，大便后舒服，就是有宿食。

首先给大家讲了一个大的概念，结肠炎的病人属于宿食病。另外，结肠炎的病人还属于什么病啊？肯定还属于下利病。

只要大便次数多的都属于下利病。下利病里边，今天给大家讲的是结肠炎，但实际上，它可以用于很多的大便次数多的病人，比如说直肠癌的，结肠癌的，也是临床常见病。

我们来看下利病篇，它的处方有桂枝汤、四逆汤、通脉四逆汤、桃花汤、白头翁汤、栀子豉汤、诃黎勒散、紫参汤、外台黄芩汤，此外还有小承气汤、大承气汤。

在下利病篇里面，小承气汤治疗的都是合并有谵语的，下利合并有谵语的，但结肠炎病人很少有谵语的。谵语是什么？胡说八道，他自己都不知道他说的啥，声音也比较大，胡说八道，胡言乱语，就是谵语。我没见过结肠炎谵语的病人，真的没见到过。

所以下面看什么？看大承气汤，为什么？我给大家讲了，宿食病用的啥？宿食病除了一个瓜蒂散之外，其他都是大承气汤，那么在下利篇里面也有大承气汤，我们看看下利篇里面关于大承气汤的一些条文。

"下利，三部脉皆平，按之心下坚者，即下之，宜大承气汤。"

我要求大家听课的时候，要准备一本《伤寒论》，一本《金匮要略》，我谈到哪一章了，哪一条了，你翻开看一看，或者最起码你再听这个课的时候，要对着条文学习。

一个下利的病人，他的脉，这里说到一个平字，这个平字我给大家说一下，"平"可不是说平常，不是说它没病，而是说它的脉是一个下利的脉，那么下利的脉是什么样的？就是脉滑，大家记住，下利脉滑按之心下坚的，心下就是胃，按着胃这类地方，比较坚硬的，用大承气汤。

"下利，脉迟而滑者，实也，利去欲止，急下之，宜大承气汤。"

"下利，脉反滑者，当有所去，下乃愈，宜大承气汤。"

这个下利配上脉滑，也可以有其他的症状，就要用大承气汤

"下利已差，至其年月日时复发者，以病不尽故也，当下之，宜大承气汤。"

在上面条文里边，大承气汤，它的脉就是滑，宿食篇也说了脉数而滑，下利篇又说了一个脉迟而滑，总之，就是脉滑，所以怎么办？大家记住这一点，下利见到脉滑就用大承气汤，下利的病人见到腹部按着坚硬的也用大承气汤，当然这里就提到了腹诊，上面讲的都是脉诊，这里讲的是腹诊。

📖 案例3

有个女病人，结肠炎，我给她做了腹诊，她的右少腹压痛，脉有力，用什么呢？用了大黄牡丹汤合大承气汤，吃了七天就好了，吃药以后没有发生大便次数更多这个问题，而是吃了药以后大便次数直接就减少了，跟大家想的不一样吧。大家以后就会发现，很多时候用了大黄剂以后，病人的大便次数反而减少，以后大家在临床上会碰到，一些病人大便稀溏，但是大便粘，这个时候你用了大黄剂以后，病人往往大便就开始变得干燥、成型了。

大家要记住，前提是什么呀？脉滑有力，一个结肠炎的病人，他的脉滑有力，这个时候就要用大承气汤，你只管放心大胆地用，用了以后他不会发生大便次数更多的问题，只会大便次数减少，大便恢复正常，然后结

肠炎治愈。

今天给大家讲了解表葛根汤，桂枝加葛根汤，葛根剂在结肠炎里边的治疗作用，后面我们讲的什么？大承气汤治疗结肠炎，治疗脉滑有力的结肠炎，这一类病人在临床上也是非常多的。

用大承气汤治疗结肠炎，不是为了惊世骇俗，也不是为了标新立异，就是为了治好病，就是要从经典出发，让治病回归经典。最后发现这么疑难的一个病，在经方里面其实是个普通的现象、普通的病。

现在从理论到实践，都证明了这个是正确的，就是遇到脉滑有力的结肠炎的病人，就必须得用大承气汤，才能够治好，才能够除根。

📖 案例4

有一个男患者得结肠炎很多年了，他肚子一疼就上卫生间，便出一些粘条，肚子疼就消失了，脉滑有力。我给病人开了大承气汤，吃了5天就好了。经询问，他平时大鱼大肉，爱吃辣椒，然后得了结肠炎。

病人吃药以后，说从来没有大便这么痛快过，也没有想到这么简单就治好了。为了治这个病，他都花了十几万了。他认为一辈子都治不好了，因为很多人说结肠炎就是不死的癌症。

跟这些病人聊天，问他们第一次咋得的？刨刨根儿、问问底就知道了，他们都是误诊误治导致的。特别是误治，得了拉肚子以后，得了急性胃肠炎或痢疾以后，特别是在夏天，或者因为吃了不干净东西得了痢疾，他用了收敛的药，比如蒙脱石散，结果是很可怕的。

大家也知道，前一段大家都疯抢蒙脱石散，把蒙脱石散都抢断货了，等病人一拉肚子，不管什么细菌，什么原因，他就开始吃蒙脱石散，一吃好了，急性胃肠炎是治好了，但是有些人留下了慢性胃肠炎、慢性结肠炎的祸根。

前一段时间流行诸如病毒，拉肚子的也不少，好多人就自行吃蒙脱石散，这是不对的。这个治病啊，我们一定要考虑的长远才行，不能给我们的病人埋下病根。

问答

⑪ 问：脉滑与大承气汤什么关系？大承气汤脉滑证与大承气汤大便干证是什么关系？

张庆军回答：宿食病，脉滑，用大承气汤。但是，并不是说，用大承气汤就必须脉滑。

⑫ 问：结肠炎治好了，需不需要善后？

张庆军回答：只要实证的，不用善后，饮食注意就痊愈了。

⑬ 问：大承气汤的一般剂量是多少？

张庆军回答：因人而异。一般大黄 3g，厚朴 15g，炒枳实 15g，芒硝 6g。

⑭ 问：我见过一个早上吃了面条后就上厕所的，并且会拉出来面条。其他正常，这也是宿食吗？

张庆军回答：脉有力就是宿食病。如果脉无力，用附子理中丸。

⑮ 问：经常放屁，并且很臭，大便不成形，有食物残渣，考虑宿食病吗？脉有力，可以用大承气汤吗？

张庆军回答：考虑，可以用。

⑯ 问：老师好，承气汤治疗脉滑的结肠炎分不分便溏和便秘？

张庆军回答：不用分。

二、友新笔记

结肠炎的治疗之前追求经验方、经验药：仙鹤草、仙桔汤，总感觉差一点，经过多年努力回到伤寒论病脉证治，大部分可根治。

结肠炎脉有力常见，如果脉无力，考虑下利篇中其他处方、仙鹤草等。

【病因】慢性结肠炎多是因为误治，收敛药物乱用非常可怕，诸如病毒流行之后慢性结肠炎患者会增多。

1. 有表先解表，很多年仍可以是太阳病表证，葛根剂常用

● 治疗腹泻时，葛根剂很常用。

● 病人下利次数越多，葛根用量越大（60～100g）。

　①葛根汤或桂枝加葛根汤——寒利（32 条：太阳和阳明合病者，必自下利，葛根汤主之）

　　● 寒利无肛门灼热感。

　②葛根黄芩黄连汤——热利（34 条：太阳病，桂枝证，医反下之，利遂不止，喘而汗出者，葛根芩连汤主之）

　　● 临床场景：患者感冒桂枝汤证，喝了清热解毒药物，出现腹泻肛门灼热、大便臭秽、呼吸困难等，此时应该用葛根芩连汤。

病案 1

　男，38 岁。（主诉）结肠炎多年，大便一天三十来次，平时经常有肛门下坠感（里急后重），各种用药，效果不尽人意。（六经问诊）①轻易不出汗，有颈椎病；②口不苦；③大便次数多，大便稀；④可食凉；⑤手脚不凉；⑥四肢不凉。舌质淡，舌苔薄白（舌腹脉），脉有力，腹诊无压痛。

【分析】轻易不出汗（麻黄），有颈椎病、大便次数多（葛根）。

● 31 条：太阳病，项背强几几，无汗恶风，葛根汤主之。

● 32 条：太阳和阳明合病者，必自下利，葛根汤主之。

【病】太阳病：麻黄剂，葛根剂。

【脉】脉有力。

【症】脖子难受，大便次数多。

【治】葛根汤——寒利（无肛门灼热感）。

【处方】葛根 80g，麻黄 9g，桂枝 6g，生姜 9g，炙甘草 6g，生白芍 6g，大枣 6 个。麻黄先煎，葛根先煎。

【效】1 付，大便减为 10 余次；3 付，大便减为 3 ~ 5 次。无肛门下坠、里急后重感。

如果下利、大便次数多、脉硬，按脉无力论治。

病案2

女，40 岁。（主诉）结肠炎二十年。（六经问诊）①爱出汗、怕风 怕冷、脖子不适；②口不苦；③大便次数多，一天一二十次；④可以吃凉的；⑤手脚不凉；⑥四肢不凉。眠可，小便正常。（舌脉腹）腹诊无压痛，脉有力，舌质淡，苔薄白。

【病】太阳病（桂枝剂）（葛根剂）。

【脉】脉有力。

【症】爱出汗，怕风怕冷，脖子难受，大便次数多。

【治】桂枝加葛根汤。

【处方】葛根 60g，桂枝 9g，炙甘草 6g，生白芍 9g，生姜 9g，大枣 6 个。

【效】当天见效，七天以后大便正常，每天 1 ~ 2 次。

2. 解表启示

①病人病了多年，仍然可能是太阳病。

②病人尽管病了很多年，病脉证治后，仍然可以迅速见效。

③很多疑难病，都要考虑解表。

④腹泻病人葛根剂很常见。

3. 宿食病（大便前难受，大便后舒服）大承气汤证 脉滑数／紧如转索／浮大而涩（脉滑时不分便秘便溏）

【特征】肚子一疼就要上厕所，到厕所排出一些粘条或者脓或者血或者一点大便后，肚子就不疼了，等了一阵后又开始疼。

【解析】不停去大便（为排出宿食），属于身体排病反应，结肠炎治疗强调帮助病人排出宿食。

【诊断】大便前难受，大便后舒服。

宿食病的脉象（3 种）：

①浮而大，按之反涩，尺中亦微而涩；

②数而滑；

③紧如转索无常。

宿食病的其他症状特征：下利＋不饮食（有宿食，下法）

4. 下利病【大便次数多】大承气汤 脉滑有力

①下利＋脉滑有力（可伴心下坚硬）——大承气汤才能除根。

● 37 条：下利，三部脉皆平（即下利脉象：脉滑），按之心下坚者，急下之，宜大承气汤。

● 38 条：下利，脉迟而滑者，实也。利未欲止，急下之，宜大承气汤。

● 39 条：下利，脉反滑者，当有所去，下乃愈，宜大承气汤。

● 40 条：下利已差，至其年月日时复发者，以病不尽故也，当下之，宜大承气汤。

②下利＋谵语（胡说八道）——小承气汤证，此类型见于住院病人。

病案 3

女，结肠炎，腹诊右少腹压痛、脉有力。

【处方】大黄牡丹汤，大承气汤。

【效】服药 7 付后恢复，大便次数明显减少。

病案 4

男，结肠炎，腹痛则排便，便黏条后腹痛消失，平素鱼肉多、吃辣椒，脉滑有力。

【处方】大承气汤。

【效】服药 5 付恢复，从未感受过排便如此痛快，效果非常好。

经验分享

- 葛根汤的下利是寒利，无肛门灼热感；葛根芩连汤的下利是热利。
- 轻易不出汗的病 / 出汗后减轻的病，都必须解表，如果有脉沉的情况，需要在解表药基础上加附子、当归、黄芪、熟地等药物。
- 脉硬按照脉无力处理。
- 每天下午放屁多，二便正常，考虑用补中益气丸或诃子。
- 吃了面条后就上厕所 + 拉出来面条，脉有力为宿食病，脉无力用附子理中丸。

三、友新医案

📖 结肠炎表证案

张某，男，30岁，2024年1月以"大便次数多，里急后重"为主诉来诊，患者结肠炎十余年。

【症见】每天大便8～10次，伴里急后重；汗少，脖子僵硬，有颈椎病；口不苦，脉有力；无心悸，无心脏病。

病脉证治处方分析：

【病】太阳病。

【脉】脉有力。

【证】出汗少，脖子僵硬，大便次数多。

【治】葛根汤。

【处方】葛根40g，麻黄6g，桂枝10g，白芍10g，炙甘草10g，生姜3片，大枣3枚。5付，水煎服。

【二诊】服药后大便次数减至每日4～5次，里急后重减轻。效不更方，继服5付。

【随访】大便次数减至每日两次，里急后重消失，颈椎僵硬改善。患者非常满意。

【分析】张庆军老师曾讲过结肠炎诊断与处方的很多经验，本期课程强调了解表的重要性，有表先解表，这是大原则。正确诊断表证，是治好疑难病的一把钥匙。

📖 结肠炎脉滑案

赵某，女，21岁，2023年2月以"黏液脓血便"为主诉来诊。

患者两个月前在学校期间因急性胃肠炎、腹泻，经过输液等治疗，遗留下大便脓血。

【现症】大便有黏液脓血，小便频，腰痛。腹部怕冷怕风，出汗正常，口干口苦，怕食凉，肚子痛就要去厕所憋不住，大便次数多。喝了白头翁汤更严重，拉的更厉害。左脉滑有力，舌根有剥苔。腹诊右少腹压痛。

病脉证治处方分析：

【病】下利病。

【脉】脉滑有力。

【证】肚子一痛要上卫生间，拉完就舒服了，典型的痛泻要方证；腹泻脱水加葛根；右少腹压痛；怕冷怕风脉滑有力，有表证的大黄剂，用桂枝加大黄汤。

【治】痛泻要方、桂枝大黄汤、大黄牡丹汤合仙鹤草30g、桔梗6g、葛根40g。

【处方】新会陈皮6g，白术12g，白芍9g，防风6g，丹皮9g，炒桃仁9g，大黄2g，炒冬瓜子30g，芒硝6g，仙鹤草30g，桔梗6g，葛根40g，桂枝9g，炙甘草6g，生姜3片，大枣15g。5付，水煎服。

【二诊】服药后比之前好多了；大便每天一次，大便脓血明显减少。

效不更方，3付，水煎服。

【三诊】溃疡性结肠炎症状消失。

效不更方，3付，水煎服。

【分析】本案患者曾自行服药白头翁汤，白头翁汤解决的是有肛门灼热的结肠炎，不灼热不能使用；脉滑有力表示要顺势而为，排出垃圾毒素，选择大黄剂；患者有怕冷怕风表证，故用桂枝加大黄汤。

四、友新总结

 本节课程的知识点总结

1. 慢性结肠炎很多年仍然可以是太阳病表证，有表先解表，葛根剂常见。葛根汤或桂枝加葛根汤治疗寒利，葛根芩连汤治疗热利，下利次数越多，葛根用量越大。

2. 结肠炎多见痛时即要解大便，大便后疼痛减轻，是其主要特征，考虑宿食病，若脉滑数／紧如转索／浮大而涩，用大承气汤。

3. 结肠炎考虑下利病，伴脉滑有力的，用大承气汤才能根除。下利，伴胡说八道、谵语的，常见于住院病人，需要用小承气汤。

本节课程相关知识点补充

1 结肠炎出现腹泻便秘交替的，即一段时间大便干，一段时间大便稀，伴脉无力的考虑厥阴病，伴脉有力考虑少阳病，具体结合伤寒病脉证治问诊判断处方。

2 结肠炎、结肠息肉、直肠癌、结肠癌患者，只要伴有咳喘或者表证，脉有力的，考虑使用麻杏石甘汤。

3 寒热错杂的慢性结肠炎，既包括了寒证如进食生冷则易腹泻，又包括了热证如进食辛辣则腹泻加重，乌梅丸证的比例高，但要注意调整药物比例。

4 瘀血诊断的考虑。结肠炎大便次数多，要考虑身体有毒素或瘀血，重视腹诊。腹诊右少腹压痛的，脉无力考虑薏苡附子败酱散的使用。另外，结肠炎长期腹泻的，伴瘀血特征如腹痛位置固定的，考虑膈下逐瘀汤的使用。

5 结肠炎患者属于热利的，特点是口渴、肛门灼热（可伴便脓血）、里急后重、舌苔黄腻、脉有力，考虑内服白头翁汤或白头翁汤煎液灌肠。

6 肺与大肠相表里，慢性结肠炎排泄物伴黏液脓血便、黏痰或黏条的，考虑从肺痈病治疗，使用肺痈大合方（即葶苈大枣泻肺汤、桔梗汤、千金苇茎汤、桔梗白散去掉巴豆霜四方合成）。处方为葶苈子 30g，大枣 9g，桔梗 6g，生甘草 6g，川贝母 3g，浙贝母 12g，芦根 30g，薏苡仁 30g，桃仁 9g，冬瓜仁 30g。脉有力、便有脓血的结肠炎，也可考虑千金苇茎汤合白头翁汤。

7 结肠炎属于湿热食积的，特点是脉有力，腹胀伴舌苔黄厚腻的，考虑使用木香导滞丸。

8 虚证结肠炎的治疗，脉无力、便脓血，精神差、大便次数多的，考虑桃花汤，需要结合蒙脱石散冲服。脉无力，肠鸣，大便次数多，溏泻每次一点点的，考虑李东垣升阳汤的使用，处方即柴胡三分，益智仁三分，当归身三分，陈皮三分，升麻六分，甘草二钱，黄芪三钱，红花少许，粉碎，分作两服，每服水两大盏，煎至一盏，去渣，稍热服。

9 仙鹤草是结肠炎专药，适用于慢性结肠炎，临床上可以在没办法把脉时使用，常用量为 30g。另外，仙桔汤是朱良春治疗溃疡性结肠炎的专方，治疗的是脾虚湿热之久泻。

10 针对局部溃疡，在慢性非特异性溃疡性结肠炎的治疗时可以考虑中成药肿节风片。

甲亢的治疗

一、网络课讲稿

大家好，我们开始讲课。

今天的主题是甲亢，讲甲亢之前，必须先学习阳明病。

阳明病在临床上很常见，代表是栀子剂、石膏剂、大黄剂。

但是很多医生用得少，为什么？我认为可能很多医生见不到典型的大热，大渴，大汗，脉洪大的，就不敢用白虎汤。

见不到典型的痞、满、燥、实、坚，他就不敢用承气汤。

另外，还有一个错误的认识，很多人认为白虎汤、承气汤药劲儿大，危险，其实不危险，栀子剂超级安全，这就不用讲了，用多少都没事，石膏剂，也是非常的安全，用到 100g，120g，150g 也没有什么事情。

就是大黄剂，也没有什么大的副作用。但有时可能会因为用的大黄质量不太好，病人会肚子疼。至于芒硝，因为胡万林用了以后，现在大家对芒硝的认识很恐怖，其实芒硝也没有多大副作用。

阳明病的典型症状：大热，大渴，大汗，大脉，包括痞、满、燥、实、坚。但考虑到实际情况，在临床上很少见到超级典型的。

所以我们见到一些轻微的情况，就得考虑到阳明病的可能性，比如说口干口渴，咽喉干，咽喉疼，爱上火。

从脉象的角度来讲，像脉大有力，脉滑有力，脉沉有力，我们都要考虑到阳明病。

我今天之所以要讲阳明病，是因为我一直在推广医圣张仲景的病脉证治。病脉证治，病在最前面，就是说我们平时治病，把病人的疾病诊断正确，是非常重要的。诊断环节是关键环节。我发现这个太重要了，只要能把病诊断正确，再往里面去选方就容易多了。

像昨天我们讲的结肠炎归结为宿食病，只要能把结肠炎诊断为宿食病，我们就能够选出正确的处方大承气汤，从而在治疗结肠炎方面取得了非常大的突破。

甲亢也是这样，甲亢它到底是什么病？是伤寒里的什么病？是金匮里的什么病？把这个搞清楚了，甲亢的治疗疗效也必定会得到显著的提高。

以前，我总是在偏方、验方、特效药上面转来转去，下的功夫很大，取得的实际突破非常小，不能说没有突破，但非常小。现在，这几年，我转变了思路，就是我先看到底属于伤寒里面什么病？属于金匮的什么病？我在这上面下大工夫，搞清楚了，到临床上一验证，这疗效是蹭蹭地往上升。

讲了阳明病，现在看甲亢的典型症状。

甲亢的第一个典型症状是什么呢？怕热不怕冷，甲亢病人都是怕热出汗多。

我们来看 182 条：

182 条"问曰：阳明病外证云何？答曰：身热，汗自出，不恶寒反恶热也。"

甲亢的病人，怕热出汗多，首先是属于阳明病外证里面的石膏剂，这就把甲亢的病给它定了，定成什么了？定成阳明病外证里面的石膏剂。石膏剂里面，包括了白虎汤，白虎加人参汤，白虎加桂枝汤，竹叶石膏汤，其次，还有麻杏石甘汤，越婢汤，越婢加术汤，越婢加半夏汤，大青龙汤，厚朴麻黄汤，木防己汤等等。

考虑到甲亢病人基本上心跳、心率都快，那么心率快的人是不让用麻黄剂的，所以凡是含有麻黄的处方，都不考虑用于甲亢的治疗，给大家强调一点，甲亢的病人是不用麻黄剂的，记住这一点。

这样呢，治疗甲亢的石膏剂的处方就剩下了这些：白虎汤，白虎加人参汤，白虎加桂枝汤，竹叶石膏汤，风引汤，木防己汤，竹皮大丸。

在治疗甲亢上，价值最大的是白虎加人参汤，其次，像竹叶石膏汤，竹皮大丸也可以用。

咱们再分析甲亢的第二个表现，心跳快，吃的多，消瘦，食欲亢进，便秘。

我们来看一下 257 条：

257 条：病人无表，里证。发热七八日，虽脉浮数者，可下之。假令已下，脉数不解，合热则消谷喜饥，至六七日不大便者，有瘀血，宜抵当汤。

甲亢病人吃的多，消瘦，对应到经方里面就是消谷善饥。

甲亢病人大便干便秘，对应到条文里面，就是至六七日不大便。

心率快，心跳快，对应到条文就是脉数不解。

所以，非常明确的，我们看到甲亢就是阳明病瘀血证，应该用什么呀？抵当汤。

这都是在经典条文里面找到依据的，甲亢是一个阳明病。

还剩下一个很关键的问题，就是甲亢突眼的问题，该怎么解释？好多医生、好多名家用了各种各样的解释方法，但是，都没有从经典上找到依据。我的意见和看法还是我们要回归经典，以经解证。

252 条：伤寒六七日，目中不了了，睛不和，无表，里证，大便难，身微热者，此为实也，急下之，宜大承气汤。

甲亢病人的突眼就是目中不了了，睛不和。

这个"目中不了了，睛不和"，大家以后要注意，当你看到一个精神病病人的时候，他的眼珠没有神，或者说不灵活，眼神呆板，实际上就是眼珠转的少，叫目中不了了；睛不和，好多精神病病人都是这个情况，我见得多了。那么什么时候就治好了呢？什么时候眼神跟我们一样非常灵活了，那么他就治好了，就痊愈了。

甲亢病也是这样，目中不了了，睛不和，用什么？用大承气汤。

这样，我们就从阳明病入手，完美解释了甲亢的所有表现，但是甲亢病人必须脉有力，它才是一个阳明病。

因此，我又为脉有力的甲亢病人创了一个甲亢实证大合方。

当然，甲亢中也有虚证的，现在谈的是实证，先讲这个。

根据我刚才讲的课，大家看看甲亢实证大合方应该用哪几个方，考一考大家，大家动动脑子嘛。

正确答案是白虎加人参汤合大承气汤合抵当汤。

刚才忘了给大家讲了，甲亢都口渴，所以，正确的合方是白虎加人参汤合大承气汤合抵当汤，这里的人参肯定不能用红参，一般选择用西洋参。

我在临床上发现这样一个情况，甲亢病人出现栀子剂证的可能性非常小，但是不能把话说得过于绝对，万一出现了再加上，咱们先把这个大合方定下来，有其他的情况，该合的再往里面合，这是一个基本的方子，甲亢实证大合方。

我们现在讲的是甲亢实证的最常见类型，当然肯定也会有其他的类型。以后碰到了其他类型，还是需要病脉证治，不能从一个极端走向另一个极端，不能说你见到甲亢病就用这个方，肯定不行，只能说这是非常常见的一个类型。

再讲一个问题，第190条"阳明病，若能食，名中风。"

甲亢应该属于阳明中风病。什么意思呢？有些阳明病病人是不能吃的，吃的少；但有的病人，他却非常能吃，那么吃的多叫阳明中风，甲亢就属于阳明中风。所以我们今后，见到食欲特别旺盛、脉有力的病人，要考虑到阳明病。

以前讲过，脉有力的、食欲旺盛的是石膏剂证，或者抵当汤证。

大家会感觉到，我对病越来越重视，就是它到底是伤寒的什么病，是金匮的什么病。昨天讲的结肠炎的分析，就是理论上的分析，条文的分析。那么今天，甲亢这个病也是从条文上、从原文上去分析，我教会大家分析的方法，教会大家怎么诊断阳明病。

理论上取得突破以后，治疗上疗效就能明显提高，这是我的一个感觉，有些病，它之所以成为疑难病，关键是理论上没有新的突破，都是在那些错误的地方打圈圈，绕来绕去是不行的。

📖 案例1

有一位 28 岁的女性，甲亢一年多了，正在吃西药，但是控制的不理想，症状非常明显，眼球突出，有突眼征，心慌，易怒，饭量大，口渴，出汗多，爱喝凉水，大便干，身体消瘦。甲亢病人的表现，几乎都是一样的，就是新陈代谢增快，这个病人脉有力。

处方：甲亢实证大合方。

生石膏 60g，知母 16g，山药 30g，甘草 6g，西洋参 6g，厚朴 12g，炒枳实 9g，芒硝 9g，大黄 6g，制水蛭 4g，土元 9g，桃仁 9g。

吃了五付以后，她就明显见效了，症状得到了控制，大概一共吃了两个多月的药，症状全部消失，突眼也慢慢地往回退。

当然我治过的病人也比较多了，就举了其中一个例子给大家讲一下。有的甲亢病人手脚心热，心烦；还有的手脚心出汗，这个也是阳明病的表现，手脚心热，它肯定是怕热的，对吧？如果脉有力就是阳明病，我们来看 196 条。

196 条："阳明病，法多汗"。

就是说阳明病，出汗是比较多的，为啥？体内热量大，他就出汗多，我们再来看 208 条。

208 条里面，挑重要的讲："手足濈然汗出者。此大便已硬也。大承气汤主之。"

所以如果我们看到一个甲亢病人的手心和脚心热，又爱出汗，脉又有力，说明什么呀？说明是大承气汤证，是阳明病。

在 220 条里面，也谈到了"手足濈濈汗出，宜大承气汤"。我反反复复给大家找原文找依据，从经典出发，就是让大家心里清楚，为什么要把甲亢归为阳明病？是因为所有的这些情况都符合了阳明病的特征、阳明病的特点。

问答

❶ 问：老师，甲亢吃西药后，不吃了，只留眼突，也可以按这个思路吗？

张庆军回答：可以。只要脉有力。

❷ 问：

（1）张老师好！甲亢中药治疗多久可以停药？

张庆军回答：一般需要三个月。

（2）如果吃西药治疗能不能一下停西药。

张庆军回答：不能。

（3）张老师好！亚甲炎能不能按照甲亢中医方法去治疗？

张庆军回答：不能，区别比较大。

❸ 问：老师，甲亢的心烦，不必考虑少阳病吧？患者消瘦，还需要补药吗？

张庆军回答：甲亢也有少阳病的可能，需要病脉证治，消瘦不用加补药。

❹ 问：甲亢有虚实夹杂证？

张庆军回答：当然有。

❺ 问：老师，甲亢现在是从脉有力的症状判断，舌象一般是什么样为主？

张庆军回答：舌苔一般干燥。

📖 案例2

有一位33岁的女性患者，主诉：一直消瘦，身体乏力，吃得很多，经常饿，咽喉部堵塞感，小便次数多，大便正常，其他的症状有胸闷，头晕，耳鸣，从外观上可以看到，她的眼球是外凸的，甲状腺肿大，同时手也有细微的颤抖。

这些都是甲亢的常见症状，腹诊脐上跳动明显。舌诊：舌苔水滑。脉诊：脉数，110次/分以上，脉细。

下面主要讲一下，就是以咽喉部堵塞感为主要表现的病人用什么药？用半夏厚朴汤合桂枝甘草龙骨牡蛎汤。

桂枝10g，甘草20g，生牡蛎20g，生龙骨20g，姜半夏9g，厚朴9g，茯苓40g，生姜15g，苏叶6g。

吃了五付以后，心情好转，心慌减轻，半个月以后，眩晕减轻，乏力减轻。一个月以后咽喉堵塞感消失了，腹部的悸动和跳动也消失了。两个月以后，所有的症状都消失了，体重开始增加。大家记住：在甲亢、癌症、糖尿病的治疗当中，体重的增加代表着疾病的攻克，身体的正气战胜了病魔，意味着往后就进入康庄大道了。她体重增加以后，改为膏方长期服用。

8个月以后，甲状腺不肿大了，眼球也不突出了。

在甲亢的治疗里面，突眼征和甲状腺肿、消失最慢。根据我的经验，最起码也得 3 个月以上。

案例3

有一位 26 岁的女性，甲亢甲状腺肿大，正在吃西药，病人目前没有症状，她就是觉得脖子大，不美观，女士嘛，爱美之心，人皆有之，她就要求，把这个脖子大赶紧消掉。我用了汉方的经验方，十六味流气饮，用的颗粒剂，一个月以后，能够看到病人甲状腺在缩小，大概一共吃了三四个月，甲状腺肿大完全消失。

案例4

一位 40 岁的女性，半年来甲状腺肿大，声音哑，心慌，心悸，爱出汗，消瘦，脉数无力，大便一天三次，这是一个虚证的病人，用了什么呀？炙甘草汤，七天以后心慌明显减轻，一个半月以后，甲状腺也缩小了，一共吃了六个月，症状全部消失，甲状腺恢复正常，化验也正常了。

对于虚证脉无力的甲亢病人，炙甘草汤证是最常见的类型。

案例5

一位 30 岁的女性，她的主诉为：两个月前心慌，心率快，身体没劲儿。眼球突出，两侧甲状腺肿大，诊断为甲亢。

这个女性也是脉数无力，心率 125 次，头晕，全身乏力，小便正常，大便干。对症大便干，用了炙甘草汤加大黄，吃了四个月恢复正常，化验也正常了。

案例6

还有一位 18 岁的女性，她感觉全身没劲儿，双眼突出，心烦，呼吸困难，盗汗，两侧甲状腺肿大，脉数无力，她用的也是炙甘草汤，吃了两个月以后，盗汗消失，心率正常，体重开始增加了。

总结一下，关于甲状腺的肿大，消退的话，用十六味流气饮；甲亢病人以焦虑为主的，考虑柴胡加龙骨牡蛎汤；如果有月经不调非常明显的，可以考虑用加味逍遥散；以大便次数多，以拉肚子为主要表现的，考虑甘草泻心汤合参苓白术散的可能性。

我把这些常见的类型，都跟大家说了。这样以后碰到甲亢的时候，基本上百分之80%的大家就会治疗了，剩下那20%就靠大家自己了。

问答

6 问：张老师，临床遇到甲亢大便稀的怎么解决？

张庆军回答：刚讲过，考虑甘草泻心汤、参苓白术散等。

7 问：宿食脉滑是阳明病吗？

张庆军回答：金匮病和伤寒病一定要严格分开。伤寒病和金匮病是没法统一到一起的。我们现在把它诊断为宿食病，就没有说它是阳明病，这个不能混为一谈。

8 问：张老师好！甲亢治好以后需不需要善后？因为甲亢西药治疗后会出现甲减。中药治疗后者会不会出现甲减？

张庆军回答：中药治疗甲亢的善后就是逐渐减量，停药，我以前专门讲过的。

二、友新笔记

1. 先学习阳明病

【代表】栀子剂、石膏剂、大黄剂。

【误区】很多医生认为见不到典型的大渴，大汗，口干，脉洪大而不敢用白虎汤。

【阳明病特征】口干、口渴、咽喉干痛、爱上火等，要考虑到阳明病可能性。

【阳明病脉象】脉大有力，脉滑有力，脉沉有力。

2. 甲亢分析

【典型症状①】怕热，不怕冷，出汗多，口渴→考虑阳明病外证石膏剂。

182 条：问曰：阳明病外证云何？答曰：身热，汗自出，不恶寒，反恶热也。

甲亢病人心率快，所以含有麻黄的石膏剂都不考虑。

【可选处方】白虎汤、白虎加人参汤（价值最大）、白虎加桂枝汤、竹叶石膏汤、风引汤、木防己汤、竹皮大丸。

【典型症状②】心跳快，吃的多＋消瘦（消谷善饥），食欲亢进，便秘→考虑阳明病瘀血剂抵当汤。

【257】病人无表里证，发热七八日，虽脉浮数者，可下之。假令已下，脉数不解，合热则消谷喜饥，至六七日不大便者，有瘀血，宜抵当汤。

【典型症状③】甲亢突眼→大承气汤

【252】伤寒六七日，目中不了了，睛不和，无表里证，大便难，身微热者，此为实也。急下之，宜大承气汤。

精神病病人多看到此种眼神呆板的状态，待到眼神灵活恢复则为治好。

【典型症状④】手脚心热怕热、手脚心出汗、心烦、脉有力→阳明病，大承气汤。

【196】阳明病，法多汗→阳明病热量大，出汗较多。

【208】手足濈然汗出者，此大便已鞕也，大承气汤主之。

【220】二阳并病，太阳证罢，但发潮热。手足漐漐汗出，大便难而谵语者，下之则愈。宜大承气汤。

【辨病】甲亢应属于阳明中风病。

【190】阳明病，若能食，名中风，不能食，名中寒。

3. 甲亢的治疗

①甲亢实证大合方（白虎加人参汤 + 大承气汤 + 抵当汤）。

- 生石膏 60g，知母 16g，山药 30g，甘草 6g，西洋参 6g，厚朴 12g，炒枳实 9g，芒硝 9g，大黄 6g，制水蛭 4g，土元 9g，桃仁 9g。

- 补充说明：甲亢实证病人出现栀子剂证几率非常小。

②甲状腺肿大的消退→十六味流气饮。

③甲亢以焦虑为主的→柴胡加龙骨牡蛎汤。

④甲亢伴月经不调的→加味逍遥散。

⑤甲亢伴大便稀、大便次数多→考虑甘草泻心汤、参苓白术散等。

⑥虚证 - 脉无力的甲亢→炙甘草汤证最常见，大便干加大黄。

⑦以咽喉堵塞感为主要表现的甲亢→半夏厚朴汤合桂枝甘草龙骨牡蛎汤。

【预后】突眼症和甲状腺肿大消失是最慢的，最起码也得三个月以上。

【善后】逐渐减量，最后停药。

甲亢实证案

女，28岁，甲亢一年多，吃西药控制不好。眼球突出，怕热，出汗多，心慌，易怒，饭量大，口渴，出汗多，爱喝凉水，大便干，身体消瘦（甲亢病人基本表现都差不多），脉有力。

【处方】甲亢实证大合方。

【参考组成】生石膏60g，知母16g，山药30g，甘草6g，西洋参6g，厚朴12g，炒枳实9g，芒硝6g（冲服），大黄2g，制水蛭4g，土元9g，桃仁9g。

服药5付明显见效，服药2个月症状消失，突眼逐渐消退。

【分析】甲亢病人基本都差不多，身体消瘦，怕热，口渴，出汗多，脉有力，为实证甲亢，处方甲亢实证大合方。

病案2

咽喉堵甲亢案

女，33岁，消瘦，吃的多，容易乏力，经常容易饿，咽喉堵塞感，小便次数多。胸闷，头晕，耳鸣。眼睛突出，甲状腺肿大，手轻微颤抖。腹诊脐上跳动明显。舌苔水滑。脉细数（110次以上）。

【处方】半夏厚朴汤合桂枝甘草龙骨牡蛎汤（以咽喉部堵塞感为主要表现的病人用上方）。

【分析】心率快＋腹诊脐上跳动明显，桂枝剂＋牡蛎剂，选的是桂枝甘草龙骨牡蛎汤。

【处方】桂枝 10g，甘草 20g，牡蛎 20g，生龙骨 20g，半夏 9g，厚朴 9g，茯苓 12g，生姜 15g，苏叶 6g。

- 吃了五付以后，心情好转，心慌减轻。
- 半个月以后，眩晕减轻，乏力减轻。
- 一个月以后，咽喉堵塞感消失了，腹部的悸动和跳动也消失了。
- 两个月以后，所有的症状都消失了，体重开始增加。
- 八个月以后，甲状腺不肿大了，眼球也不突出了。

病案 3

甲亢伴甲状腺肿大案

女，26 岁，甲亢，甲状腺肿大，无症状。感觉脖子大，不美观（注意：并无甲亢症状）。

【处方】十六味流气饮。

- 服药 15 天甲状腺缩小；服药 3～4 个月，甲状腺肿大消失。

病案 4

甲亢虚证案一

女，40 岁，近半年甲状腺肿大，声音哑。心慌，心悸，爱出汗，脉数无力，大便一天三次。

【处方】炙甘草汤。

【讲解】虚证 – 脉无力的甲亢，炙甘草汤证最常见。

病案 5

甲亢虚证案二

女，30 岁，两个月前心慌，心率快，身体没劲，眼球突出，两侧甲状腺肿大，诊断为甲亢。脉数无力，头晕，全身乏力，大便干。

【处方】炙甘草汤加大黄。

病案 6

甲亢虚证案三

女，18 岁，全身没劲，双眼突出，心烦，呼吸困难，盗汗，脉数无力。

【处方】炙甘草汤。服药 2 个月，盗汗消失，心率正常，体重增加。

经验分享

● 甲亢吃西药后，只留眼突，也可以按这个思路治疗。

● 甲亢也有少阳病的可能，甲亢的消瘦不用加补药。

● 亚甲炎不能按照甲亢中医方法治疗，两者区别比较大。

● 甲亢的病人经用碘 131 治疗后有心慌胸闷，大汗出，颜面痤疮反复不愈，出现焦虑的患者，仍然可以按这个思路治疗，焦虑明显的，可以再考虑柴胡加龙骨牡蛎汤。

三、友新医案

甲亢虚劳案1

王某，女，33岁，2024年3月以"甲亢、心慌乏力"为主诉来诊。

【症见】口渴、乏力、心慌，血糖稍高，大便干，小便不顺，芤脉（脉无力），眼凸，身体消瘦，舌质暗淡，苔薄白腻。

病脉证治处方分析：

【病】虚劳病。

【脉】芤脉（脉无力）。

【证】心慌、血糖高。

【治】炙甘草汤加五倍子。

【处方】生地黄30g，西洋参6g，炙甘草45g，麦冬45g，大枣30g，桂枝9g，阿胶6g（烊化），五倍子15g，炒火麻仁6g。

14付，加入黄酒，酒水各半煎服。

【二诊】心慌气短减轻，未吃降糖药情况下空腹血糖6.5mmol/L，体重没有变化，效不更方，14付，加入黄酒，酒水各半煎服。

【三诊】体重增加，心慌气短消失。

效不更方。

【四诊】症状全部消失，还想巩固治疗。

效不更方，继服原方7付，加入黄酒，酒水各半煎服。

甲亢虚劳案2

王某，女，62岁，2023年2月以"甲亢、心慌胸闷"为主诉来诊。

【症见】甲亢，心慌胸闷，腿软，走路喘，脉无力。

病脉证治处方分析：

【病】虚劳病。

【脉】芤脉（脉无力）。

【证】心慌胸闷，走路喘。

【治】炙甘草汤。

【处方】麦冬 45g，大枣 9 枚，火麻仁 6g，桂枝 9g，人参 6g，阿胶 6g，生姜 3 片，炙甘草 45g，生地黄 30g。

5 付，加入黄酒，酒水各半煎服。

【二诊】服药后心慌好了，感觉轻松了；右眼前有两个黑点，有飞蚊症，舌质淡，苔腻。

飞蚊症从水分证治疗，上次处方合猪苓汤。

【处方】炙甘草 12g，桂枝 9g，红参片 6g，生地黄 30g，阿胶 6g，麦冬 45g，炒火麻仁 6g，生姜 3 片，大枣 30g，茯苓 9g，猪苓 9g，泽泻 9g，滑石 12g（包煎）。

7 付，加入黄酒，酒水各半煎服。

【三～六诊】心慌胸闷改善，飞蚊症改善，效不更方，共服 21 付。

反馈甲亢西药量减半，心慌胸闷消失，飞蚊症还有一点。

甲亢实证案 1

戚某，女，30 岁，2023 年 2 月以"甲亢备孕"为主诉来诊。

【症见】大便正常，怕热，出汗多，食欲亢进，心率 90 次 / 分，脉有力，舌质红，苔薄白。

病脉证治处方分析：

【病】阳明病。

【脉】脉有力。

【证】心率快，怕热、出汗多，食欲亢进。

【治】甲亢实证大合方。

【处方】知母 20g，生石膏 50g，炙甘草 6g，山药片 30g，炒桃仁 9g，大黄 2g，土鳖虫 6g，烫水蛭 4g，西洋参 6g，厚朴 9g，炒枳实 9g，芒硝 4g（冲服）。7 付，水煎服。

【二诊】服药后略腹泻，怕热减轻。吃了 2 年西药，服药后停了西药。效不更方，7 付，水煎服。

【三诊】出汗减少。效不更方。14 付，水煎服。

【四诊】心率有所下降，83 次 / 分钟，仍有怕热。甲亢怕热，考虑阴虚，原方合四物汤。

【处方】知母 20g，生石膏 50g，炙甘草 6g，山药片 30g，桃仁 9g，大黄 2g，土鳖虫 6g，烫水蛭 4g，西洋参 6g，厚朴 9g，炒枳实 9g，芒硝 4g（冲服），白芍 9g，生地 15g，川芎 9g，当归 9g，7 付，水煎服。

【五诊】左脉有力；右脉正常。效不更方，5 付，水煎服。

【六诊】无任何不适。效不更方，10 付，水煎服。

【七诊】TSH 值为 0.44，舌质淡，舌苔薄，舌尖稍红，效不更方。10 付，水煎服。

【八诊】效不更方，10 付，水煎服。

【九诊】所有指标检查正常，腹诊无压痛。效不更方，5 付，水煎服。

甲亢实证案2

李某，女，32 岁，2023 年 4 月以"甲亢、心慌、手抖"来诊。症见：手抖严重，晚上感到心快要跳出来了，脉有力，腹诊脐下、左少腹压痛。

病脉证治处方分析：

【病】阳明病。

【脉】脉有力。

【证】心率快，脐下压痛。

【治】甲亢实证大合方。

【处方】知母 18g，生石膏 40g，炙甘草 6g，山药片 30g，桃仁 9g，大黄 2g，土鳖虫 6g，烫水蛭 4g，西洋参 6g，厚朴 9g，炒枳实 9g，芒硝 6g（冲服）。5 付，水煎服。

【二诊】心率快，晚上严重，心率早晨不快；左脉力量减轻，右脉有力；考虑晚上严重有阴虚，原方合上当归六黄汤，加龙骨、牡蛎。

【处方】知母 18g，生石膏 40g，炙甘草 6g，山药片 30g，炒桃仁 9g，大黄 2g，土鳖虫 6g，烫水蛭 4g，人参 6g，姜厚朴 9g，炒枳实 9g，芒硝 6g（冲服），当归 9g，生地 9g，熟地 9g，黄连 3g，黄柏 6g，黄芪 12g，黄芩 6g，龙骨 20g，牡蛎 20g。5 付，水煎服。

【三诊】本周只有两天晚上心跳快，比以前减少了，脉有力，力度在减轻。效不更方，5 付，水煎服。

【四诊】心率减慢，心跳基本正常了，脉仍有力，但脉有力的程度减轻了。效不更方，5 付，水煎服。

📖 甲亢实证案3

宁某，女，30 岁，2023 年 8 月以"甲亢、胸闷、心慌"为主诉来诊。

【症见】胸闷、心慌严重，午睡起来心慌半个多小时，皮炎经期反复，痒，怕热，大便正常。脉有力，腹诊耻骨上压痛。

病脉证治处方分析：

【病】阳明病。

【脉】脉有力。

【证】心悸，怕热，腹诊耻骨上压痛。

【治】甲亢实证大合方。

【处方】知母 20g，生石膏 50g，炙甘草 6g，山药片 30g，桃仁 9g，大黄 2g，土鳖虫 6g，烫水蛭 4g，西洋参 6g，厚朴 9g，炒枳实 9g，芒硝 4g（冲服）。14 付，水煎服。

【二诊】心慌明显好转，噩梦惊醒后不敢睡、胆小紧张、经前皮炎会反复，脉有力，腹诊无压痛，舌苔腻。

苔腻、胆小、噩梦用温胆汤。有皮炎加僵蚕、蝉蜕。原方合温胆汤、僵蚕 9g、蝉蜕 6g。

【处方】知母 20g，生石膏 50g，炙甘草 6g，山药片 30g，炒桃仁 9g，大黄 2g，土鳖虫 6g，烫水蛭 4g，西洋参 6g，姜厚朴 9g，炒枳实 9g，芒硝 4g（冲服），僵蚕 9g，蝉蜕 6g，茯苓 9g，竹茹 9g，新会陈皮 6g，生姜 3 片。14 付，水煎服。

服药后反馈，甲亢心慌、胸闷、皮炎等症状已完全消失。

四、友新总结

 本节课程的知识点总结

1. 阳明病的特征是口干、口渴、咽喉干痛、爱上火，脉象是脉大有力、脉滑有力、脉沉有力，代表方是栀子剂、石膏剂、大黄剂。

2. 甲亢实证怕热，不怕冷，出汗多，口渴，考虑为阳明病外证石膏剂，最常用白虎加人参汤。

3. 甲亢实证心跳快，吃的多＋消瘦（消谷善饥），食欲亢进，便秘，考虑为阳明病瘀血剂，首选抵当汤。

4. 甲亢实证突眼，首选大承气汤。

5. 甲亢实证手脚心热，心烦，手脚心出汗，脉有力，考虑阳明病大承气汤。

6. 虚证甲亢，首选炙甘草汤。

本节课程相关知识点补充

1 西医临床治疗甲亢常规需要吃 6 个月的西药，找内分泌科治疗。吃西药超过 6 个月调不过来就不要吃了。甲亢病人有的吃了西药后，症状仍然严重，影响了生活质量，这时候就需要吃中药治疗。临床可以采用中西医结合方法治疗，是可以除根的。

2 甲亢的病人，脉数，饿得快，吃得多，大便又少，六七日不大便，这是有瘀血，要用活血化瘀的方法，可以用抵当汤，也可以用桃核承气汤，具体可以结合腹诊选择。

3 甲亢的辨治，脉有力，从阳明病论治。脉无力虚证的甲亢病人，诊断为虚劳病，这种类型的出汗往往伴有心慌、心律失常、心率快，正好是炙甘草汤证，应用于临床上效果明显。

4 甲亢人群脉无力，还可见到黄连阿胶汤证，诊断标准是脉无力、精神差、心烦、失眠、舌尖红。

5 甲亢的发病往往和生活习惯有关。熬夜是最常见的病因之一。西医认为，熬夜导致甲状腺激素分泌过多，功能亢进，身体的代谢亢进，系统兴奋性增高，从而引起消瘦、心慌、手抖、脖子粗、烦躁等不适症状。其实归结到中医里的心肝阴虚，肝火亢盛中。阴阳平衡，人才能处于正常的状态。另外，观察看指甲的月牙形态，月牙过多、过大的人群，易患甲亢、高血压等疾病。

6 甲亢确诊之后，应避免吃太多含碘的食物，比如鱼、虾、蟹、紫菜和海带、昆布、海藻和生蚝等。同时要少吃坚果和豆类，包括花生、栗子、大豆、豌豆等。

偏瘫后遗症与痉病

一、网络课讲稿（一）

大家好，咱们今天接着讲课。

📖 案例1

有个女病人，偏瘫后遗症，60多岁，她的左胳膊僵硬伸不直，一直处于弯曲的状态，在医学上叫"挎篮手"，好像挎着一个篮子，手一直保持在那个状态，胳膊硬得很，要费很大的劲儿才能给她扳直，一松手又恢复原状了。

这个叫硬瘫，她前年脑梗塞以后去住院了，住了一段时间出院，出院以后又进行了康复训练，别的都好得差不多了，就剩下了这个毛病解决不了。她找我治疗，刚开始的时候我按照中风病给她用古今录验续命汤等等这一类的，效果不好。后来我考虑是不是痰啊？是不是痰黏滞关节部位，就用化痰的方法，效果也不好。后来又用了一些很多名医的方法以及经验方，效果都不理想。这个病人找我治了好几个月，有时候4天换一回方，有时候7天换一回方。

病人的家属中有个类风湿的病人，是我治好的，还有一个抑郁症也是我治好的，所以她对我非常信任，就一直找我治，一直跟我说"张医生，我相信你一定能治好我的病。"搞得我压力非常大。吃了不见效，她又一直来找我看，想了很多的办法，到最后有一天我终于把她治好了。用的什么方呢？栝蒌桂枝汤合大承气汤。这个病人她怕热吗？不怕热。大便干吗？大便不干，恰恰相反，她的大便非常的正常，一天一次，也不干，也不粘。

那么这个病人为什么要用大承气汤呢？因为她是痉病，当我把她的胳膊僵硬诊断为痉病之后，然后根据她出汗多，胳膊硬，选择了栝蒌桂枝汤，然后又合上了大承气汤，结果病人吃了一天就见效了。以前想了好多的办法，化痰的、补肾的，反正各种的方法都不行。诊断为痉病以后，仅吃了一天就见效了，又吃了一段时间，她的"挎篮手"就治好了。

什么是痉病呢？这可是个大问题。在我的第一本书《经方讲习录》里面也提到了痉病的诊断问题，那个时候我对痉病的认识还是非常肤浅，现在比那个时候的认识深刻多了，将来五年后、十年后、二十年后，应该对痉病的认识会不断深化，这就是进步。

我们先来看栝蒌桂枝汤的条文，"太阳病，其证备，身体强，几几然，脉反沉迟，此为痉，栝蒌桂枝汤主之。"

我在聊天的时候跟学员谈到过，说《伤寒论》、《金匮要略》，包括老子的《道德经》，《黄帝内经》都应该唱，既不是读，也不是背，应该是唱。由于我的五音不全，唱起来很难听，但是这个调调可以给大家哼哼，"太阳病，其证备，身体强，几几然，脉反沉迟，此为痉，栝蒌桂枝汤主之"这个几几然是一个形容词，不做过多的讨论。就是它到底发哪个音，没有价值。咱们重点可不是学习它到底发什么音，对不对呀？咱们要把精力用在学习什么呀？学习诊断上，在第一本书《经方讲习录》里面就反复地谈过这个问题，中医最根本的学习是什么呢？诊断和鉴别诊断。

那么，里面这个"强"字，也可以念身体 jiàng（四声），其实念强 qiáng（二声）就行，不必在这个发音上纠结来纠结去的。什么叫"强"？搞懂这个字具有重大价值。"强"这个字的意义是指什么呢？指拉弓的时候所能用上的最大的力量。就是说我们拉弓射箭的时候，把这个弓拉到非常强，就拉到这个最大的力量的时候，这个时候力量就不能再大了，如果再大弓弦就会断裂，这就是强字的本意。

就是我们拉到这个最大力量的时候，这就是它最高的限度，不能再强了，这个最高的限度就叫做强。就像咱们今天说的强度的概念，还有老百姓嘴里常常说逞强，你这个人逞强，逞什么强啊？再一次强调一下，这个强字它的本来的意义指的是什么呀？拉弓的时候到最大了，以至于再大一点就会断裂。

大家想一想这个弓在这个时候的状态是什么呀？有个词叫"强硬"，对不对？或者说叫"强直"。正因为这样，凡是发硬的症状，我们就要考虑到什么呀？痉病，那么硬瘫，正好表现就是发硬，就是一个字，硬。

那么硬瘫，在临床上可以表现为单瘫、偏瘫和截瘫，肌张力明显增高，可以出现折刀样改变。什么叫折刀样改变？像挎篮手，就像一个刀弯了那个样子，呈现痉挛性的瘫痪，腱反射亢进，有病理反射，最常见于脑部和脊髓的病变。

上面是一小段西医的知识。中西医结合也没有什么问题，很多时候我们是需要用到的，为什么呢？可以帮助我们诊断和治疗疾病。

病人表现的是肌肉强直状态，他在被动活动的时候对抗力非常大，就是你去拉他胳膊的时候，你想给他扳直的时候，或者想把腿给扳直的时候，那个对抗力非常大。说老实话，这时不能使太大劲儿，太大劲儿会给胳膊、腿造成伤害的。这个病人在做关节伸屈动作的时候，就像枪管一样，像机械手一样。西药的治疗效果不好，说老实话，中医的效果也不好。但是从今天开始，我们中医治疗这个效果就好了，为什么呀？大家都知道了它是痉病，就懂了这个你就会治了。从今天起我们大家就知道了，硬瘫属于金匮病里面的痉病，按痉病治疗效果就会非常的好。

从西医的角度来讲，导致病人硬瘫的疾病有：颅脑外伤、脑肿瘤、脑炎、脑血管病（脑血管病包括了脑梗塞、脑出血）、多发性硬化、缺氧性脑病，还有脊髓损伤。有一些病人他还会出现全身的僵硬、紧绷，这个更加是"身体强"这三个字的典型表现。

在以前的讲课里，我们讲过经方的概念就是大包括了小，现在我们看到"身体强"这三个字，首先它包括了什么呀？全身的僵硬紧绷叫身体强，这个肯定是对的。如果病人他只有一个胳膊的僵硬紧绷，也叫身体强，这就是大包括了小。他只有一条腿僵硬紧绷也叫身体强，就是说任何的任意一个局部的身体僵硬紧绷，都叫身体强。在男科里面有个病，阴茎异常的持续勃起，这个也叫身体强。或者有的病人他就那一根手指僵硬紧绷，也叫身体强。

比如说腱鞘炎引起的狭窄性腱鞘炎，手指弯曲的时候会产生扳机样的动作，严重的时候手指不能够弯曲或者不能够伸直，都叫身体强，以前叫什么？叫扳机指，这些都叫痉病。

我们学会痉病以后，可以治疗很多种疾病，无论什么时候病人出现了身体强直、身体僵硬紧绷的状态，我们就会治疗了，把握非常大的。另外我们通过查资料得知内科的一些疾病，比如像糖尿病、血卟啉病、大红细胞性贫血、维生素 B_{12} 缺乏等，也会导致硬瘫。

不管是什么病导致的硬瘫，只要出现了这个症状，我们诊断为金匮病里面的痉病，就可以治疗了。经方和西医的区别在哪里？西医的区别是诊断出病名，病名诊断正确以后无特效疗法、没法治。经方的魅力在于什么呀？或者中医的魅力在什么？只要诊断正确，治疗必定有效，这是有重大区别的。我们经方，只要学会诊断，治疗的效果就不用担心，诊断正确了，治疗效果一定好，而不用管那是西医的什么病，或者西医说的什么不可能逆转，不可能治好，不可能见效，你都不用考虑，你只考虑你的诊断是不是正确。所以我们要把精力全部用到诊断上来。

　　大家听我讲课就明白了，我不讲那些花里胡哨的东西，就讲怎么学诊断。大家再想一想，也算是考一考大家，想想还有哪些疾病也会出现硬瘫，也是痉病，大家看一看，讨论一下。看看大家思维的开阔程度。

学员回答：

李医生：落枕。

艾而康、行善积德，圣心备焉 13854704863：强直性脊柱炎。

朱钧泽：老师，免疫系统的有一个硬皮病是不是考虑痉病。

007：结巴、磨牙。

周剑华：口不能言，张合不了、歪脖子、脚背反弓。

王医生：脑梗后遗症。

王医师 18055055997：颞下颌关节炎、破伤风、骨科关节骨折术后关节僵硬。

山西 – 牛艳霞：抽风，癫痫，高热惊厥。

张大夫：斜颈。

自强不息：腓肠肌痉挛。

望风：篮球腕。

马超：腹直肌紧张。

行善积德，圣心备焉 13854704863：网球肘。

石祖堂：羊角风。

恰到好处：癫痫。

窦金琳：渐冻症，破伤风。

　　大家回答得非常好，说明大家都动脑筋了。所以大家学会痉病以后就会治更多的疾病。一些以前你觉得治不好的，效果不好的，现在就会治了，

所以说我们罗列再多的疾病的病名，必要性也不是很大，我们最主要的必须要掌握什么呀？就是全身的僵硬强直，或者身体的某一个部位的僵硬强直，我们诊断为痉病，然后按痉病治疗就可以了。

问答

① 问：老年人退行性骨关节炎，活动受限，但没有肌肉的紧张痉挛，算痉病吧？

张庆军回答：这个不算，必须有僵硬强直才叫痉病。

② 问：张老师好，请问如果怕冷而无汗的硬瘫呢？我曾用大续命汤效果不理想。

张庆军回答：葛根汤，大承气汤。

③ 问：老师好，这个合方是早晚服用吗？

张庆军回答：是的。

④ 问：张老师，栝蒌桂枝汤与桂枝加葛根汤怎么区别？

张庆军回答：栝楼桂枝汤证是出汗，不怕冷。桂枝加葛根汤证是出汗，怕冷，怕风。

⑤ 问：淋巴癌术后10年了，开始吃饭正常，最近两年吃饭张不开嘴，而且越来越严重，算不算痉病？

张庆军回答：算。

⑥ 问：张老师，把您讲的这个病例处方剂量发出来可以吗？

张庆军回答：桂枝9g，生白芍9g，甘草6g，生姜9g，大枣3枚，天花粉12g，大黄2g（一起煮），厚朴9g，炒枳实9g，芒硝6g（芒硝不煮，等药熬好后倒入搅化）。

我给大家讲痉病，你要把《金匮》痉病反复地读，就这几条反复地读，你读得很熟练，我跟你一讲就开悟了，对不对？有的人问读多少遍？读多少遍都不多，可以 20 遍，50 遍，100 遍……我都不知道看了有多少遍，我都没法计数。所以现在咱们先来看这一条"太阳病，发热汗出，而不恶寒，名曰柔痉。"

我们都知道柔痉的处方是栝蒌桂枝汤。栝蒌桂枝汤的特点是什么？不怕冷，这个与桂枝加葛根汤就有了鉴别点。桂枝加葛根汤证是怕冷怕风的，它也是项背强几几是吧？但是大家要知道桂枝加葛根汤，它治疗的范围只是项和背，它不针对全身，它没有写身体，对吧？你看栝蒌桂枝汤证指的是身体强，就是全身，任意一个部位都可以，这是栝蒌桂枝汤的主治点。桂枝加葛根汤治疗和解决的是什么呀？只是项背强几几，这是从部位上，它们是有重大区别的。

另外就是说栝蒌桂枝汤证不怕冷，而且它的脉是什么呀？它是沉迟细。

栝楼桂枝汤脉象是沉迟细，桂枝加葛根汤脉象是浮脉。

这是栝蒌桂枝汤和桂枝加葛根汤的鉴别点，鉴别点从哪里来？从经典中来，而不是从想象中来，就是从条文原文来。咱们这个叫什么？叫以经解经，对吧？

另外有的学员提到了痉病是不是津液的丢失？确定是津液的丢失，但这样的一个概念不能够让中医清晰化，不能够让经方清晰化。首先我给大家谈一下，津液分三种，人体内的津液是分三种状态的：血、水、黏液态。给大家解释一下什么叫黏液态？像胃液、肠液，还有关节腔里面的液体，包括脑脊液，还有精液，这些东西都是黏液态，它不是水，不是清稀的水，它们跟水是有重大区别的。

身体的黏液态也是非常重要的一个环节，将来咱们讲一些经方的时候，要专门讲。痉病缺的是什么呢？大家回答一下。在这三种状态里面，三种津液的状态里面它缺的是什么？痉病缺的是水。

但是这个水不是西医输的液体，输点液体，喝点补液盐，补不进去的。

为什么缺的是水呢？看原文。一定要读，你别只看了一遍，或者根本就没看书，就在这儿等着我讲。我跟你说，人家读了20遍之后听的那个感觉和你将来在临床上应用是不一样的。你为什么学不到那么多东西？差了基础。你可以在我今天讲了以后，你再去反复地读，这个感受就不一样了。

我们来看原文，"发汗太多，因致痉"，这是有原文的。然后"疮家，虽身疼痛，不可发汗，汗出则痉。"说明什么呀？说明出汗过多就会导致痉病的产生。汗液是什么呀？是水的状态，不是黏液态，它也不是血液，对不对呀？医圣没有说出血过多导致了痉病的产生，对不对？

大家听了我讲的这些知识以后，你再去看条文，你看条文里面很多时候提到了发汗，你就懂了，为什么医圣要这样写？所以说天花粉是补水的，葛根补水的，那大承气汤怎么补水的呢？这个叫扬汤止沸不如釜底抽薪。

好了，大家有问题就问吧，然后咱们明天晚上接着讲课。讲什么呀？继续讲痉病，我们以后每年的网络班就这样讲，就是我们讲到金匮病里面的哪个病的时候，我们把它多讲一讲。说老实话，光痉病这一篇写一本书都不为过，可以解决很多的临床问题，包括现在很多临床的疑难病，到最后一看就是个痉病。

问答

7 问：老师，痉病是不是硬瘫软瘫都算？

张庆军回答：软瘫不算。

8 问：栝蒌桂枝汤合大承气汤的脉象是什么情况？

张庆军回答：医圣没有讲，我不清楚。

9 问：桂枝加葛根汤脉有力，栝蒌桂枝汤脉无力？

张庆军回答：是的。

⑩ 问：老师好，肾结石，应该怎么治？

张庆军回答：首选猪苓汤。

⑪ 问：老师，可以认为天花粉、白芍能补水，当归补血，蛋黄、蜜补黏液吗？请指教！

张庆军回答：可以。思路开阔了，阿胶补血，鸡子黄补黏液。

⑫ 问：如果能解决大多数的硬瘫，那也是个伟大的发现和贡献了。

张庆军回答：确定有效的。验证了很多病人，才讲的这节课。

⑬ 问：老师，看来很多中风后遗症肢体僵硬的要按痉病诊治了。

张庆军回答：是的。

⑭ 问：老师，痉病一共三个方，是不是根据有汗无汗选一个，剩下一个大承气汤，那每次都要合上大承气汤吗？

张庆军回答：是的。我一般都会合上。但目前不敢说必须合上，具体指征还在验证中。

⑮ 问：面瘫算痉病吗？

张庆军回答：应该不算。面瘫大部分是软瘫，不是硬瘫。

⑯ 问：栝蒌桂枝汤，必须有汗出吗？

张庆军回答：是的。

二、网络课讲稿（二）

大家好，我们开始讲课。

先来讲医案，我给大家发一个医案。这一次为了准备这个课，收集了很多资料，也查阅了很多资料。把非常有用的典型案例分享给大家，以便学习。大家先看医案，然后我给大家讲解。

案例1 赖良蒲医案

> 丁某某，男，半岁。1931年初夏，身热，汗出，口渴，目斜，项强，角弓反张，手足搐搦，指尖发冷。
>
> 栝蒌桂枝汤主之。
>
> 栝蒌根6g，桂枝3g，白芍3g，甘草2.4g，生姜2片，红枣2枚，水煎服。
>
> 3剂，各证减轻。
>
> （《蒲园医案》1965年版）

我们来看这个病案，眼睛斜视实际上是他的眼珠固定了，又叫眼睛直，他的眼睛斜了以后，眼睛是不动的。然后脖子硬，这是项背强几几，属于身体的某一个部位发生了强直。

"角弓反张"，我们来看一下《金匮要略》里面的原文"卒口噤，背反张者，痉病也"。

所以只要我们见到了角弓反张，就一定是痉病。另外我们见到斜眼，眼睛斜着一直不动，眼珠一动都不动的，也是痉病，可以确诊为痉病。

脖子硬得非常厉害，脖子硬，一动都不能动了，肯定也是痉病。在脑炎的病人、脑膜炎的病人中间会经常见到脖子硬邦邦的，也是痉病。

这个病人首先他是痉病，其次出汗多，诊断为柔痉，然后用了栝蒌桂枝汤。这个孩子年龄非常的小，所以剂量非常的小。

这个病案分享的知识点就是，见到了角弓反张就诊断为痉病。我们再来看痉病的原文，"痉为病……卧不着席……可与大承气汤。"这个"卧不着席"实际上也是角弓反张，就是他的身体已经没有办法平躺到床上了。因为什么呀？因为它是角弓反张。

问答

1 问：老师这个案例为什么不合大承气汤呢？

张庆军回答：如果是我，肯定会合大承气汤的。

2 问：老师好，栝楼桂枝汤一定有汗出的症状吗？

张庆军回答：是的，必须有。

3 问：老师，痉病可否理解为因缺水而导致的局部病变？

张庆军回答：是的。

4 问：老师，如果是单独的独头动摇，可以诊断为痉病吗？

张庆军回答：是的。

5 问：小儿麻痹症后腰强直不能弯腰，算不算痉病？

张庆军回答：算。

6 问：老师，高热惊厥是不是痉病？

张庆军回答：是。

📖 案例2 马骥医案：急惊风

金某某，男，4岁。发烧头疼，频繁呕吐，儿科以流行性脑脊髓膜炎收入院治疗，给予磺胺、抗菌素及对症疗法。10余天后呈昏睡状态，神志不清，不吃不喝，并出现频频抽风。每日约抽10余次，抽时两眼上吊，角弓反张，牙关紧闭，四肢抽搐，每次约数分钟即自行缓解。给予输液打针用各种镇静剂40多天效果不佳。一直处于昏迷状态，遂停西药，改用中药治疗。患儿发烧比前有所好转，但如不用退烧药时，体温仍然上升，易汗，唇干裂，舌上少津，脉数。治以银翘散加天花粉，因吞咽困难，用鼻饲灌入。每日一剂，并送下安宫牛黄丸半粒。经服上药 3 剂后，抽风逐渐减少，持续时间缩短，神志渐清，会哭，并能稍进食。继以上药加减化裁，减去安宫牛黄丸，每日 1 剂，体温降至正常，四肢抽搐虽减，但仍未痊愈。家属再三要求出院调治疗养。时过 2 个月，患儿复来就诊治疗。抽风与出院时无甚差别。据家属叙述，2 个月以来，在外一直未停止过治疗。多以寒凉生津之品或以羚羊钩藤息风解痉之类治疗，少有效验。患儿面色㿠白，唇舌色淡，精神疲惫，大便溏，手足不温。据此，为过用寒凉，挫伤阳气，不仅脾胃损伤，而且气阴皆虚，不能濡养经脉，抽风终难治愈。遂以栝蒌桂枝汤治疗，连服 5 剂。十数日后复诊，抽搐次数显著减少，程度也轻。宗此方加白术、当归、党参等调治一月痊愈。

（《医方发挥》1984 年版）

大家再来看这个医案就更清楚了。

还是和刚才的医案一样，我把一些文言文的地方，去掉一部分，这样更有利于学习。

7 学员问：张老师，这个病案，是不是因频繁呕吐，导致缺水则痉？然后痉病？

张庆军回答：是的。

大家看一下，这个小孩子抽的时候两眼上吊，实际上就是翻白眼，翻白眼以后，眼珠是不动的。大家以后记住，当你看到一个病人他的眼睛不动的时候，眼睛就叫发直了，咱们说叫直勾勾的，盯着你看。眼珠一动不动的情况，诊断为痉病。

再来看角弓反张，刚才我们讲了角弓反张跟《金匮要略》痉病篇对上号了，一个是对上了背反张，还有一个对上了什么呀？卧不着席。病人还有一个什么症状？牙关紧闭，牙关紧闭对应到经方里面，就叫口噤。在痉病篇里面，口噤一共出现过 3 次，什么叫口噤？一个是牙关紧闭，另外就是张口困难。先来谈张口困难，给大家讲一下有哪些疾病能够导致病人张口困难。

①破伤风；②癫痫；③颞颌关节紊乱；④口吃；⑤放疗后张口困难；⑥咬肌痉挛。

破伤风会牙关紧张，然后张口困难，还有一些药物中毒的时候也会出现这个现象，像颞颌关节紊乱、咬肌痉挛这些病不是常见病，最常见的一个病是什么呀？放疗后的张口困难。放疗后的张口困难主要见于两个癌症：第一个见于鼻咽癌；第二个见于口腔癌，在南方发病率非常高。

张口困难对病人生活质量的影响是巨大的。你根本看不到病人的舌苔，因为什么呀？他张不开口，舌头伸不出来。只能喝流质饮食，病人非常痛苦。我用痉病的处方治疗过这方面的病人，确定是有效的。但是也没有办法帮助病人完全恢复，尽管这样病人已经非常满意了。所以口噤不得语，"口噤"这两个字的解释在临床的应用可以帮助我们解决什么问题？鼻咽癌放疗后张口困难，这个在临床上的价值最大，因为这些病人太多了，太痛苦了，为什么放疗后会张口困难，会导致痉病？大家想一想，放疗就是一个热能，烤电是个热量，希望通过热量把癌细胞烧死，在持续不断的热疗过程中，一直照着那个局部，那么局部的水分丢失了，就变得僵硬，然后嘴就张不开了。

只要见到了两眼上吊，角弓反张，牙关紧闭，一定是痉病。

从病种的角度来看，像流脑、乙脑经常出现这个症状。

我曾经治疗过一个口吃的病人，用的痉病处方，他不爱出汗，我就直接用了葛根汤合大承气汤，这是必须得用的。另外口吃的病人还有一个问题，什么问题？他是紧张的。大家记住这句话，他越紧张的时候越结巴，不紧张的时候还没有那么结巴。因为有结巴所以不敢讲话，到讲话的时候他就非常的紧张。这个时候我给病人合上四逆散，合上甘麦大枣汤，治疗的效果非常好，大概是一个八九岁的小男孩。四逆散，甘麦大枣汤治疗紧张。

葛根汤合大承气汤治疗痉病里的口噤不得语，合方治疗，效果很好。

第一节课讲了痉病，第二节课又上来讲了两个病案，又讲了一个口吃的病案，讲了一个鼻咽癌放疗后的张口困难的解决方案。虽然讲了这么多，但是你在临床碰到具体病例的时候，还是很难想到这个病是痉病的。我自己也有这个感受，更别说大家了。我天天研究经方，研究金匮，在疾病的诊断上下了超级大的功夫，但有时候还是会想不到是痉病，再给大家讲一个病案，大家看一看就知道了。

📖 案例3

有一位女士，62 岁，脑梗塞后遗症，她经过住院治疗以后，其他的症状都解决得非常好，只剩下一个症状，说话不利索。没法像平常一样，顺顺利利地交流。这个病人也用了针灸按摩理疗，吃了很多中药、西药，效果都不好。

找我治疗的时候，我把她这个症状诊断为痉病。为什么诊断为痉病？这就是关键点。我们现在学中医，学经方，学什么呀？学诊断。

诊断非常的重要，我们搞经方的就是先把它诊断为什么病，是非常重要的第一个环节。

我就在想病人她为什么说话不利索呢？我们问一问病人就知道了，病人会讲话，但因为舌根硬，舌头转动不灵活，所以她说话不利索，言语不清。我们大家看到脑梗塞、脑出血的病人，留有后遗症的病人，都会看到这样一个描述，就是言语不清。什么叫言语不清？就是说不利索。为什么说话不利索？因为舌根硬。

舌根硬是什么？舌根硬就是身体强，我们说舌头硬就是舌头强，舌头强就是身体强，身体强就是痉病，诊断到位了。

昨天我们第一节课一直讲身体强，还把"强"字专门给大家解释，"太阳病，其证备，身体强，几几然，脉反沉迟，此为痉，栝蒌桂枝汤主之。"

诊断为痉病以后，根据这个病人不爱出汗，我就给她用了葛根汤合大承气汤。大家要知道，以前我治过很多偏瘫的病人，偏瘫后遗症的病人说话不利索，用了补肾的、活血化瘀的、补气的、化痰的……各种各样的方法，效果都不好，还用了一些偏方，也没啥用。这个病人我诊断为痉病以后，实际上我也是开窍了，用了什么呀？用了葛根汤合大承气汤，一天就见效了。远远超过我的想象，病人也想不到，一天就见效了，吃了 12 付药之后说话完全正常，一点问题都没有了。大家看，我反反复复地讲身体强的临床表现，它的概念，但是当你看到一个偏瘫病人说话不清楚的时候，你诊断出来是身体强了吗？诊断出是痉病了吗？事实证明，偏瘫病人、脑梗塞后遗症病人，说话不清楚，确确实实是身体强，是痉病。

所以说不是经方治不了病，不是经方效果差，是我们诊断错了，我们在经方里面找不到那个正确的处方，我们就到时方里面，到别人的经验里面去胡乱地寻找，其实是方向错了。

所以大家要记住，舌根发硬，它就是个痉病，眼珠发直也是痉病对不对？都是痉病。大家想一想，你今天听了这节课，明天你就会治疗偏瘫病人的舌头硬、说话不利索了，你的医术进步了，你的疗效提高了，这可以帮助多少病人呐！咱们在上面讲了一个解决鼻咽癌放疗后的张口困难，现在我们又解决了一个临床的大问题，偏瘫后遗症说话不利索，这个经验能不能经得起重复？完全经得起重复。

📖 **案例4　学员跟师学习体会痉病**

一位50岁男患者，医院诊断为轻度脑梗，血压高，症状就是说话不利索，舌根发硬。用过续命系列，用过柴龙牡，都无效。病人以前喝酒多，用过解酒毒的合方，小便会排出黑色东西，病人睡眠改善，但对于脑梗和血压没效。因眼红，用过镇肝息风汤，稍见点儿效果。后经老师诊断，用了保和丸葛根汤合大承气汤。当时很难理解大便正常却用了大承气，但用了之后一剂就见效了，三剂症状就减轻一半以上，10天就没有症状了。而且大黄用了9g，芒硝用了6g，吃这么多剂药，病人竟一点没拉肚子。

问答

⑧ 问：老师，痉病和温病里的高热惊厥怎么鉴别？

张庆军回答：不用鉴别，高热惊厥就是痉病。

⑨ 问：老师为什么要合大承气汤呀，而且合了为什么不拉肚子呢？

张庆军回答：因为病人口噤，所以合了大承气汤。

⑩ 问：老师，腰痛不可俯仰的，腰痛得不敢动的算不算？

张庆军回答：不算，必须有强直僵硬才能诊断。

⑪ 问：老师现在好多嚼槟榔的人口腔黏膜病变，张不开口算不算痉病？

张庆军回答：算。

⑫ 问：

（1）老师好！强直性脊柱炎腰往前弯算痉病吗？和流脑、癫痫头往上仰面发作的痉病有何不同？

张庆军回答：没有不同，都是痉病。

（2）只有眼睛上翻算不算痉病？

张庆军回答：算。眼睛上翻不动了，就是痉病。

⑬ 问：老师，一个脑梗偏瘫的病人，挎篮手，舌头强。同时治疗脑梗和痉病吗？

张庆军回答：可以啊，最好先用痉病处方。

⑭ 问：老师好，口吃病案为什么合上四逆散？

张庆军回答：口吃病人都紧张，还自卑呢，所以用了四逆散合甘麦大枣汤。

⑮ 问：张老师，陈旧性硬瘫效果怎么样？

张庆军回答：只要有痉病，就可以治疗。

⑯ 问：

（1）对于硬瘫患者，还要遵守伤寒病脉证治＋痉病处方合方治疗吧？

张庆军回答：先治痉病。

（2）中风后遗症重的鸡爪手，手伸不开，应该也算痉病了吧？

张庆军回答：肯定是了。

⑰ 问：偏瘫后遗症，肘关节活动障碍，是要借助外力能展开的才算痉病？

张庆军回答：算。

⑱ 问：治疗痉病时，直接用大承气汤，考虑不考虑脉无力的问题？

张庆军回答：脉无力加补药。

⑲ 问：肝癌病人靶向治疗后出现张不开嘴算痉病吗？

张庆军回答：算。

偏瘫后遗症的病人，腿、胳膊你掰都掰不开，肯定是个痉病对不对？

真的一定要反复读经典，一个字一个字地去读，我给大家讲了以后你再读，你的感觉就不一样了。一个是要和我们临床的症状对上号，另外就是我给大家把一些西医的病名也对上号。大家学会以后能解决很多别人治不了的病，这都是临床的难点。

所以你学会以后，就按照诊断要点，实际上从经方的角度来说，是不用管西医的病名的。

痉病篇等大家明天再听课就知道了，还能够治疗很多的疾病，大家永远想不到的一些疾病。

实际上三节课是不可能把痉病讲透的，但是咱也不能 2023 年的第六期网络培训班光讲痉病啊。所以到明天再讲一节课，关于痉病的课结束了。到明年或者什么时候碰到机会，可以再讲。

大家好好思考，反复听讲，你一定要读经典，一个字一个字地读。尽管你读了以后不理解，但是我给你讲了以后你就理解了，你就会用了。另外欢迎大家在临床进行验证，然后把这些病例的效果反馈到群里，为什么呀？增加大家的信心。

三、网络课讲稿（三）

大家好，我们接着讲课。

📖 案例1 杨德明医案：口噤（咀嚼肌痉挛症）

刘某某，女，45 岁，1986 年 10 月 6 日就诊。口噤不语 20 余天，某医院诊为咀嚼肌痉挛症，用西药治疗 5 天，症情依旧，即来我院就诊。

诊见：右颞颌关节僵硬，疼痛，不能咬嚼食物，张口约 0.5cm，舌淡，苔薄白，脉紧。

处方：葛根、白芍各 60g，甘草 30g，桂枝 12g，麻黄 4g，生姜、大枣各 10g，水煎温服。同时用药渣热敷患处（每日 3 次，每次大约 30 分钟）。

5 剂后，口噤不语减轻，颞颌关节僵硬、疼痛明显缓解，张口约 1.7cm。守方续服 4 剂，即张口自如，诸症消失。随访至今未发。

［湖北中医杂志 1989;（2）：17］

【按语】《金匮要略》指出："口噤不得语，欲作刚痉，葛根汤主之"。据报道，本方用于咀嚼肌痉挛症，疗效满意。使用时，须重用葛根、白芍至 60g，甘草至 30g，方能达到舒筋缓急解痉之功。

这个病名叫咀嚼肌痉挛症，又叫咬肌痉挛症。主要就是张不开口，张口困难。医案里面写了右颞颌关节僵硬，张口约 0.5cm，这就叫做口噤，诊断为痉病。然后用了痉病的处方葛根汤治好了。

📖 案例2　江鸿儒医案：大承气汤治疗痉症（破伤风）

余 20 年前在农村开诊所时，有一男患者，年 56 岁，耕地时被犁头刮破足部，初不介意，用青草包敷，半个月后竟发热不降，遂请笔者出诊。

诊见全身肌肉板硬，头项强，发热，面呈苦笑容，确诊为破伤风，嘱其立即送专区医院，经抢救 1 周，症情日渐加剧，1 周后其妻回本地借钱又来余诊所，知医院已多次发病危通知，嘱家属准备后事。余问其主要症状为高热不退，昏迷，痉挛抽筋，全身仍然僵硬如板。余问其大便情况，日入院后多日未大便。余立即配 3 剂大承气汤，嘱其立即赶回医院，急煎一剂中药从鼻饲管灌下，当夜大便通，体温下降，诸症大减。次日又进一剂，又泻下多次，症状逐渐好转。后配合西医支持治疗至痊愈出院。

我们来看病人的症状，西医的病名叫破伤风，病人的症状是全身肌肉板硬，头项强，这都可以诊断为痉病；另外，面部苦笑面容也可以诊断为痉病。为什么呀？苦笑面容是不动了，一直是那个表情。全身僵硬如板，僵硬得非常的厉害，这都是诊断为痉病的依据，然后用了大承气汤治疗。

昨天讲课的时候，我给大家讲到了眼睛的发直斜视，眼珠不动了，这样的一个状态可以诊断为痉病，舌根的发硬可以诊断为痉病。还有就是牙关紧、咬牙、磨牙、张口困难，这都可以诊断为痉病。

临床上会见到面具脸。什么叫面具脸？面具脸就是脸没有表情，他为什么没有表情？因为他的肌肉都是僵硬的，是不能动的，所以他就没有表情，叫面具脸。像帕金森的病人，面具脸，他是因为什么呀？是因为肌肉的张力增高和面部肌肉动作的减少引起的表情和眼睛的转动受限。眼睛的转动都受限，类似于戴了面具一样，所以叫面具脸，所以痉病的处方是可以用来治疗帕金森综合征的，是不是我们用个痉病的处方帕金森病就能够马上立刻治好呢？也不像大家想这么简单嘛，对不对？但是不管怎么样，我们离治好这个病又近了一大步，我们可以解决帕金森病人的面具脸、肌肉张力增高的问题，肌肉僵硬的问题。

所以说痉病的处方可以治疗帕金森病，确实超乎很多人的意料，也超乎了我本人的意料。我本人都很难相信，但是没办法，它就是这样。帕金森主要的表现是什么呢？西医里边归纳得非常完整，就是静止性震颤、运动迟缓、肌肉强直和姿势步态障碍。帕金森病人的主要表现之一就是肌肉强直，所以帕金森病的肌肉强直，就一定可以用痉病的处方来治疗。

以后如果你跟诊的时候，看到我治帕金森的时候，用了栝蒌桂枝汤、葛根汤、大承气汤，不要惊讶了，为什么呀？我们把它诊断为痉病了。这才叫中医，这才叫经方，这才是金匮，这才是痉病。

到现在为止，咱们把痉病讲完了没有？说老实话，没有，远远不够，所以说《伤寒论》、《金匮要略》里面是有大宝藏的，我们要用心去发掘，我们要还中医一个奇迹。所以一直要求大家多读几遍《伤寒论》，多读几遍《金匮要略》，经方的美、经方的神奇都在其中。

所以说没有治不好的病，只有治不好病的医生。随着我们水平的提高，很多病都是可以治好的，大家想一想，5 年后，10 年后，通过我们坚持不懈的努力学习，我们的成功率会越来越高的。另外当时还有一个病人，这是在郑州治的一个病人，印象也非常深刻，她来自北京，40 多岁，西医确诊什么病？扭曲痉挛，当时我给人家开了一个处方，没有治好，后来又给了一个处方见了点效，不管怎么样，最终没有治好。昨天我也反复地查了一些资料，发现扭曲痉挛病人也存在痉病的症状。

扭曲痉挛病人的特点是什么呢？就是病人的胆量非常小，这个我们有办法解决，比如用温胆汤、甘麦大枣汤这一类的来治疗，同时病人四肢的肌张力非常高，这正好是痉病。病人四肢的肌张力非常高，我们有办法解决。胆量小，我们有办法解决。扭曲痉挛主要的问题就出现在这两方面，所以说将来我们谁碰到了扭曲痉挛这个病，最起码我们的把握就比较大了，是吧？比以前把握大了，比以前的成功率就高了。

再谈一个病，什么病？痉挛性斜颈，我不知道大家治过没有？我是治过的。痉挛性斜颈，在老百姓当中简称歪脖子，病人非常痛苦，因为他的脖子固定到那个位置不能扭动，一直保持着那样的一个姿势，一天 24 小时，而且非常的疼痛，牵扯感明显，非常的僵硬。

西医里面根据肌肉痉挛的方式分为两大类，一个叫强直型，一个叫阵挛型。强直性的痉挛性斜颈的病人，肯定是痉病。后来我又碰到了一个痉挛性斜颈的病人，正好是强直型的，肌肉是强直的，不敢扳脖子，确实也扳不动，勉强扳动一点，一松手马上就回去了。

这一次知道它属于痉病了，用葛根汤合大承气汤，病人大概吃了一个月左右就治好了。在痉挛性斜颈的里面有一个分型，叫后仰型，脖子往后仰的那个类型，就是头部不自主地向后伸，脸朝天，这个后仰型，类似于角弓反张，这也是痉病。

在临床上遇到咱们刚才谈到的这些病人，像咬肌痉挛、张口困难、痉挛性斜颈等等这一类，要考虑痉病的可能性。还有一个病，硬皮病，也要考虑痉病。硬皮病的主要症状是什么呀？就是对称性的皮肤硬化僵硬，它也会导致面具脸。硬皮病，还会导致关节僵硬，这都是痉病的典型特征。

比较少见的病里面还有一个多发性硬化，多发性硬化病发作性的症状包括了什么？包括了肢体的强直痉挛。这些病都是西医里面超级大的难题，几乎都是无特效疗法。

大家再来看看这个病案。

📖 案例3 病毒性脑炎（暑温）

李某，女，16岁。1986年9月16日初诊。病孩一月前始头痛、发热，伴有呕吐，当地医院以感冒诊治不效。一周后病情加重，高热39℃，神志不清，并频繁抽搐而转送某医院住院。经腰穿等检查确诊病毒性脑炎。给以氨苄西林、先锋霉素、甘露醇及牛黄安宫丸等药治疗近一个月无明显改善。病情危急，众医多以为不可治，嘱家属准备后事。后经介绍请张老会诊。诊见病人仍神志不清，高热39.7℃，躁动不宁，时有抽搐，牙关紧闭，遗尿不知。启其齿，舌红、苔黄燥。询其大便，其母讲每日鼻饲奶粉等，但两周大便未行。以手触其腹，硬满拒按，患者昏迷中尚知用手拒之，脉象左右沉数有力。综合脉证，诊为"暑温"，为暑热之邪传入阳明，热结成实，窍闭风动。治之以通腑泄热，开窍息风。遂投以大承气汤。处方：生大黄25g，芒硝（冲化）15g，枳实20g，厚朴10g。水煎鼻饲，每剂分2次隔6小时温服。日进两剂，发热见轻，体温降至38℃，抽搐未再发作。但大便未行，神志仍不清。药见初效，嘱原方再进。两剂后下硬屎块少许，躁动减轻，体温再降至37.5～37.8℃，神志亦稍好转。因燥屎仍蓄积未下，故嘱前方再服。又进1剂，大便日数行，泻下黏稠夹杂硬块，初为黑污，继则深黄，其量甚多，约半痰盂。躁动遂止，体温转至正常，至午夜苏醒，识其亲友，继以养阴清热之剂调理而渐康复。

【按语】本例病毒性脑炎，病情危急，张老以暑温辨治。据其腹满拒按，大便数日未行，认为病机关键在于燥屎内结，邪热上扰，故采用大承气汤通腑泻热，连进5剂，终使病孩转危为安。暑温高热，神昏抽搐，常法多以清热、开窍、息风之法，前医用安宫牛黄丸即属之。其不效者，多因腑实故也。张老就在于抓住了病机之要，解决了问题。

📖 案例4　破伤风（痉病）

某医院一破伤风患儿，病起迄四日，曾用驱风镇痉之玉真散，不效，邀余会诊。热不退，便不通，痉不止，舌燥苔黄，脉见数实。证属热结阳明，热极生风，法当下。

> 即予大承气汤：大黄 15g（后下），芒硝 12g（冲），厚朴 24g，枳实 12g。
>
> 越日再诊，证情未减。硝黄当显效，何迟迟未下？心疑不解！询知乃病家恐前方过峻，自行减半以进。由于病重药轻，服后便结如故，当此风热正盛，燥结如石，非借将军之力下之不为功。遂照方急煎迭进，药后四五个小时，肠中辘辘，先排出石硬色黑如鸡卵大粪块，随下秽物半便盆，如鼓之腹得平，再剂又畅行三次，痉止身凉，病瘥。继用养血舒肝剂调理巩固。

临床上有哪些疾病要考虑到痉病，在西医里面还有个病叫什么呀？肌强直综合征，从病名就知道了，一定是属于痉病的。

还有个病，这个病名也很奇怪，叫僵人综合征，也是可以从病名就可以确诊为痉病了。这些奇奇怪怪的西医治不好的，现在我们知道了，在经方里面，在金匮里面，就是痉病，是有治疗方法的，是可以治好的。

说了这些比较稀罕的，咱们来看一看常见的癫痫。癫痫的发作类型有下面这两个都是要考虑到痉病的，第一个叫全身强直阵挛性发作，看这个名字就知道了，是可以按照痉病来治疗的；还有一个癫痫的发作类型叫强直性发作，更加就是痉病，对不对啊？这两个类型的发作都是痉病。

我给大家讲癫痫，不是说所有的癫痫都是痉病，一定不能这样想，但是确定癫痫里面的这两个发作类型的，是痉病。我们要用痉病的方案来治疗。说到底是什么呢？还是诊断，特别是我们经方的诊断。就是我给大家讲的经方的病脉证治。金匮病的病脉证治，我们是用哪个方法把它诊断为痉病的？就是强直、僵硬，靠这些特点。另外痉病的诊断里面还有一个叫独头动摇，这个症状大家会见到的，我治过好几个，基本上都治好了。独头动摇就是头一直不停地晃，我治的这些病，它就是一个单纯的独头动摇。

当然有的帕金森病人也会出现，有的原发性震颤病人会出现，有的肝豆状核变性病人会出现，有的甲亢病人会出现，有的抽动症也会出现，不管哪个病出现了独头动摇，我们都要考虑到痉病的可能性。

问答

1 问：

（1）请老师给一下葛根汤方的用量和用法？

张庆军回答：葛根 40g，麻黄 9g，桂枝 6g，生白芍 6g，炙甘草 6g，生姜 9g，大枣 6 个。

（2）喝葛根汤用让病人发汗吗？

张庆军回答：用啊，处方后写得很清楚，取微汗。

2 问：老师，温胆汤，用的是哪个版本的？

张庆军回答：温胆汤：炒枳实 9g，竹茹 15g，茯苓 9g，陈皮 6g，制半夏 6g，炙甘草 4g，生姜 3 片，大枣 3 个。

3 问：老师，一般用粉葛还是柴葛？

张庆军回答：粉葛。

4 问：老师，是不是诊断为痉病后，优先治疗痉病？就是说先不用和伤寒病合方？

张庆军回答：是的。

5 问：老师，这个偏瘫后遗症当中手伸不直，脑子做过手术的，这种有恢复的可能性吗？

张庆军回答：如果是疾病导致的，恢复可能性比较大。如果是手术导致的，恢复可能性就比较小了。但不妨一试。

6 问：

（1）老师，小孩 4 岁了，说话有点结巴，不利索，算不算痉病？

张庆军回答：算。

（2）小孩结巴一般要用多久的药，苦的药不愿喝，可不可看作语迟合上菖蒲丸？

张庆军回答：可以，吃三天，有效就继续，无效就不治疗了。

❼ 问：老师为啥头独摇定为痉病？

张庆军回答：因为条文规定，医圣规定的。

❽ 学员问：不用每次喝药都出汗吧？

张庆军回答：不用每次都出汗，主要就是用葛根汤的时候第一次要出汗。

痉病与汗：

可以说痉病与汗有密切关系，涉及到汗的条文有：

> 1. 太阳病，发热无汗，反恶寒者，名曰刚痉。
>
> 2. 太阳病，无汗而小便反少，气上冲胸，口噤不得语，欲做刚痉，葛根汤主之。
>
> 3. 太阳病，发热汗出而不恶寒，名曰柔痉。
>
> 4. 太阳病，发汗太多，因致痉。
>
> 5. 夫风病下之则痉，复发汗，必拘急。
>
> 6. 疮家虽身疼痛，不可发汗，汗出则痉。
>
> 7. 若发其汗者，寒湿相得，其表益虚，即恶寒甚。
>
> 8. 发其汗已，其脉如蛇。

短短的痉病，有 8 处提到了汗。

痉病篇条文整理：

一、痉病分类

1.太阳病，发热无汗，反恶寒者，名曰刚痉。

12.太阳病，无汗而小便反少，气上冲胸，口噤不得语，欲作刚痉。

2.太阳病，发热汗出，而不恶寒，名曰柔痉。

11.太阳病，其证备，身体强，几几然，脉反沉迟，此为痉，栝蒌桂枝汤主之。

7.病者身热足寒，颈项强急，恶寒，时头热，面赤目赤，独头动摇，卒口噤，背反张者，痉病也。

13.痉为病，胸满口噤，卧不着席，脚挛急，必齘齿，可与大承气汤。

二、病因病机

4.太阳病，发汗太多，因致痉。

5.夫风病下之则痉，复发汗，必拘急。

6.疮家虽身疼痛，不可发汗，汗出则痉。

三、痉病脉象

3.太阳病，发热，脉沉而细者，名曰痉，为难治。

7.若发其汗者，寒湿相得，其表益虚，即恶寒甚，发其汗已，其脉如蛇。

8.暴腹胀大者，为欲解。脉如故，反伏弦者，痉。

9.夫痉脉，按之紧如弦，直上下行。

四、痉病预后

3.太阳病，发热，脉沉而细者，名曰痉，为难治。

8.暴腹胀大者，为欲解。

10.痉病有灸疮，难治。

五、痉病治疗方案

11.柔痉：栝蒌桂枝汤

12.刚痉：葛根汤

13.痉病：大承气汤

痉病症状：

1. 颈项强急。

2. 面赤目赤。

3. 独头动摇。

4. 口噤不得语。

5. 背反张、卧不着席、脚挛急。

6. 身体强几几然。

7. 龂齿。

好了，咱们接着讲课。上面是我整理的理论方面的一些条文，大家好好看一下。

中医其实见效都是非常快的，如果对症两三天就见效了，不见效就别给病人用了，肯定诊断有错误，或者是有失误的，就是诊断错了。我现在给小孩治病，一般一个星期吃 3 天药，包括小儿抽动症的也好，包括刚才咱们学员有的问小儿痉挛性斜颈，一星期吃上 3 天药就行了，不能天天吃的。而且有的病人加一些甜叶菊，或者配点糖，配点水果。

下面讲一个我治疗的病案。

📖 案例5

男，58 岁，脑梗塞两次了，脑梗第二次发作以后就住院，住院大概半个月，出院以后康复理疗了三个月。他的后遗症是右腿跨步时只能向外打开，典型的画圈步，原因是什么？原因是右下肢的伸肌肌张力高，肌张力高就是肌肉强直，所以右腿的屈腿伸腿都很困难。这个病人属于肌肉强直僵硬。大家记住这个跟肌肉无力是两码事，所以我们讲痉病的时候，大家一定要鉴别肌肉强直和肌肉没有力量，这是两码事，是吧？硬瘫和软瘫的区别。

根据这个诊断病人为痉病，病人平时又轻易不出汗，用什么呀？用了葛根汤合大承气汤。结果这个病人当天就见效了，25天以后走路基本恢复正常。这个病说老实话，如果我胆子大，把药量用的大些，病人应该用3～7天就可以恢复得差不多了。

下面再谈一个情况，在临床上偏瘫后遗症的病人当中，有不少的病人会跟你讲筋短，还有的人会说筋缩，会给你描述这两个词。

以前我治疗这样的情况，用过芍药甘草汤、芍药甘草附子汤、芍药甘草木瓜汤、伸筋汤，还有傅青主的一些经验，以及其他的一些名医的经验和一些验方等等，都不见效，不是治不好，是根本就不见效。

直到研究了痉病之后，看到了脚挛急三个字，才恍然大悟，脚挛急是什么？它不就是筋短筋缩嘛，用痉病的这个处方来治疗，一用就见效，谁又能想得到呢？痉病的处方平平常常，普普通通，竟然能够治愈这样疑难的病。更加想不到的是，就是为了攻克偏瘫后遗症，我下了很大的功夫，学习了很多人的经验，没想到最后是在痉病篇找到了解决的方案。当然不能说现在我把偏瘫后遗症都解决了。只能说是解决了偏瘫后遗症里面一部分的问题，但这也是难得的一个进步。

四、友新笔记

（一）偏瘫后遗症与痉病

1. 痉病的诊断

金匮要略痉湿暍篇：太阳病，其证备，身体强几几然，脉反沉迟，此为痉，栝楼桂枝汤主之。

- 强——强硬或强直

强指拉弓时所能用的最大力量，力量不能再大了，再大弓弦就会断裂。

（1）凡是发硬的症状，都要考虑痉病

- 包括全身的僵硬强直——即身体强。

- 也包括身体某一个部位的僵硬强直。

（2）硬瘫属于痉病

- 硬瘫属于痉病，按痉病治疗，效果就会非常好。

- 西医认识：硬瘫在临床上可以表现为单瘫、偏瘫和截瘫，肌张力明显增高，可以出现折刀样改变。折刀样改变指的是胳膊像一个刀弯了的样子，又叫挎篮手，呈现痉挛性的瘫痪，最常见于脑部和脊髓的病变。

- 特点：肌肉强直状态，他在被动活动的时候，对抗力非常大，就是你去拉他胳膊的时候，很难扳直，过于用力容易造成损伤。在做关节伸屈动作的时候，像机械手一样。

- 导致硬瘫的疾病——脑肿瘤，脑炎，脑血管病（脑血管病包括了脑梗塞，脑出血），多发性硬化，缺氧性脑病，还有脊髓损伤等。

（3）痉病 – 常见西医病名对照拓展

- 强直性脊柱炎、结巴、破伤风、高热惊厥、羊角风、中风后期舌根硬的病人、张不开嘴、腱鞘炎（扳机指）、小儿麻痹症腰强直、不能弯腰等等。

（4）其他诊断总结

①目斜、眼睛斜，即眼珠固定不动，又叫眼睛直——可诊为痉病。

②角弓反张——见到角弓反张即为痉病（卧不着席）。

- 金匮要略痉湿暍篇7：卒口噤，背反张者，痉病也。

- 金匮要略痉湿暍篇13：痉为病，一本痉字上有刚字，胸满口噤，卧不着席，脚挛急，必齘齿，可与大承气汤。

③脖子硬的一动不能动——也是痉病。

脑膜炎患者经常见到，脖子硬邦邦。

④独头动摇——直接诊断为痉病。

有单纯型。另可出现在原发性震颤、肝豆状核变性、甲亢、抽动症等疾病中。

- 金匮要略痉湿暍篇 7：病者身热足寒，颈项强急，恶寒，时头热，面赤目赤，独头动摇，卒口噤，背反张者，痉病也。若发其汗者，寒湿相得，其表益虚，即恶寒甚。发其汗已，其脉如蛇。

⑤腱鞘炎（扳机指），局部僵硬——诊断为痉病。

⑥舌根硬，即身体强——诊断为痉病。

⑦抽时两眼上吊，即翻白眼，此时眼睛不动直勾勾的，这种情况诊断为痉病。

⑧牙关紧闭，即为口噤（口噤＝牙关紧闭＋张口困难）。

"口噤"条文中出现过三次。

⑨中风后遗症出现的硬瘫、舌头直难以说话、鸡爪手等，属于痉病。

⑩苦笑面容／面具脸（面无表情，肌肉僵硬），可诊断为痉病。

⑪扭曲痉挛，存在痉病的症状

- 扭曲痉挛病人特点：胆量非常小（考虑使用温胆汤）；四肢肌张力非常高（属于痉病）。

⑫痉挛性斜颈（歪脖子），属于痉病。

- 强直型的属于痉病。

- 后仰型，类似于角弓反张，按痉病治疗。

⑬硬皮病：对称性皮肤硬化、僵硬，也会导致面具脸，还会导致关节僵硬。

⑭多发性硬化：包括肢体强直痉挛。

⑮肌强直综合征。

⑯僵人综合征。

⑰ 癫痫。

- 下面这两个类型都属于痉病：全身强直阵挛性发作——痉病；强直性发作——痉病。

⑱ 伸肌肌张力高。

⑲ 筋短，筋缩＝脚挛急。

- 金匮要略痉湿暍篇 13：痉为病，一本痉字上有刚字，胸满口噤，卧不着席，脚挛急，必齘齿，可与大承气汤。

（5）常见引起张口困难（口噤）的疾病

①破伤风。

②癫痫。

③颞颌关节紊乱。

④口吃（其他特点是越紧张越厉害，合上四逆散，甘麦大枣汤）。

- 张老师曾用葛根汤、大承气汤治疗。

⑤放疗后张口困难——价值最大。

- 最常见，主要见于鼻咽癌与口腔癌放疗，是热能持续不断的过程中，局部水分丢失变僵硬而难张嘴。

⑥咬肌痉挛。

（6）"口噤"在条文中出现过三次

①葛根汤→口噤不得语

- 金匮要略痉湿暍篇 7：卒口噤，背反张者，痉病也。

- 金匮要略痉湿暍篇 12：太阳病，无汗而小便反少，气上冲胸，口噤不得语，欲作刚痉，葛根汤主之。

②大承气汤→胸满口噤

- 金匮要略痉湿暍篇 13：痉为病，一本痉字上有刚字，胸满口噤，卧不着席，脚挛急，必齘齿，可与大承气汤。

2. 痉病的治疗方案（三个处方鉴别）

（1）柔痉：栝楼桂枝汤。有汗，注意条文取微汗。

- 金匮要略痉湿暍篇 2：太阳病，发热汗出而不恶寒，名曰柔痉。

- 栝楼桂枝汤的特点是汗出，不怕冷，使用需要与桂枝加葛根汤鉴别。

【拓展】栝楼桂枝汤与桂枝加葛根汤的鉴别

- 栝楼桂枝汤证：出汗，不怕冷，脉沉迟细无力，僵硬可发生在全身任意位置。

- 桂枝加葛根汤证：出汗，怕冷，项背强几几，怕风脉浮有力。僵硬仅发生在项与背，不针对全身。

（2）刚痉：葛根汤，无汗。注意条文取微汗。

- 金匮要略痉湿暍篇 1：太阳病，发热无汗，反恶寒者，名曰刚痉。

- 金匮要略痉湿暍篇 12：太阳病，无汗而小便反少，气上冲胸，口噤不得语欲做刚痉，葛根汤主之。

（3）痉病常规合上大承气汤

- 大黄注意不后下，用量 1～2g 即可，大便正常用 1g，大便干用 2g。

3. 痉病的发生原因

- 金匮要略痉湿暍篇 4：太阳病，发汗太多，因致痉。

- 痉病的根源——缺水，发汗太多以致痉病。
  西医输液无法补充。强调：如果是出血过多产生的痉病，不用痉病的三个处方，需要鉴别。

【拓展】人体内的津液分三种——水液、黏液、血液。
黏液指胃液、肠液、关节腔液体、脑脊液、精液等，属黏液态，不是清稀的水。

4.金匮要略痉湿暍篇条文整理

（1）痉病分类

- 1、太阳病，发热无汗，反恶寒者，名曰刚痉。

- 12、太阳病，无汗而小便反少，气上冲胸，口噤不得语，欲作刚痉。

- 2、太阳病，发热汗出，而不恶寒，名曰柔痉。

- 11、太阳病，其证备，身体强，几几然，脉反沉迟，此为痉，栝楼桂枝汤主之。

- 7、病者身热足寒，颈项强急，恶寒，时头热，面赤目赤，独头动摇，卒口噤，背反张者，痉病也。

- 13、痉为病，胸满口噤，卧不着席，脚挛急，必齘齿，可与大承气汤。

（2）病因病机

- 4、太阳病，发汗太多，因致痉。

- 5、夫风病下之则痉，复发汗，必拘急。

- 6、疮家虽身疼痛，不可发汗，汗出则痉。

（3）痉病脉象

- 3、太阳病，发热，脉沉而细者，名曰痉，为难治。

- 7、若发其汗者，寒湿相得，其表益虚，即恶寒甚，发其汗已，其脉如蛇。

- 8、暴腹胀大者，为欲解。脉如故，反伏弦者，痉。

- 9、夫痉脉，按之紧如弦，直上下行。

（4）痉病预后

- 3、太阳病，发热，脉沉而细者，名曰痉，为难治。

- 8、暴腹胀大者，为欲解。

- 10、痉病有灸疮，难治。

（5）痉病与汗

- 1、太阳病，发热无汗，反恶寒者，名曰刚痉。
- 2、太阳病，无汗而小便反少，气上冲胸，口噤不得语欲做刚痉，葛根汤主之。
- 3、太阳病，发热汗出而不恶寒，名曰柔痉。
- 4、太阳病，发汗太多，因致痉。
- 5、夫风病下之则痉，复发汗，必拘急。
- 6、疮家虽身疼痛，不可发汗，汗出则痉。
- 7、若发其汗者，寒湿相得，其表益虚，即恶寒甚。
- 8、发其汗已，其脉如蛇。

经验分享

- 淋巴癌术后 10 年了，开始吃饭正常，最近两年吃饭张不开嘴，而且越来越严重——算痉病。
- 见了凉气嗓子就感觉有东西，要清一下才舒服。见凉气时有点怕冷。过几天自己会好——属于太阳病。
- 雷诺病合并风湿——当归四逆加吴茱萸生姜汤。
- 肾结石——猪苓汤。
- 独头动摇直接诊断为痉病。
- 小儿麻痹症后腰强直不能弯腰，算痉病。
- 高热惊厥诊断为痉病。
- 腰痛不可俯仰的，腰痛得不敢动不算痉病，必须强直僵硬才能诊断。

- 嚼槟榔的人口腔黏膜病变，张不开口——算痉病。
- 只有眼睛上翻也算痉病。眼睛上翻不动了，就是痉病。

病案 1

栝楼桂枝汤治疗左臂僵硬案

女，60岁，偏瘫后遗症，左胳膊僵硬，伸不直。胳膊硬，很难扳直（医学叫硬瘫），住院一段时间后，其余症状基本好转，仅仅胳膊僵硬还在。

【分析】胳膊硬——诊断为痉病。

【处方】栝楼桂枝汤合大承气汤。

桂枝 9g，生白芍 9g，甘草 6g，生姜 9g，大枣 3 个，天花粉 12g，大黄 2g，厚朴 9g，炒枳实 9g，芒硝 6g，芒硝不煮，等药熬好后倒入搅化。

根据出汗多，胳膊硬，选择栝楼桂枝汤合大承气汤。

【讲解】之前用过补肾、化痰等一系列方法无效，服用上述处方一付见效，继续服用一段时间逐渐恢复。

病案 2

赖良蒲医案

丁某某，男，半岁。1931年初夏，身热，汗出，口渴，目斜，项强，角弓反张，手足搐搦，指尖发冷。指纹浮紫，舌苔薄黄。此为伤湿兼风，袭入太阳卫分，表虚液竭，筋脉失荣。拟用调和阴阳，滋养营液法，以栝楼桂枝汤主之。

栝楼根6g，桂枝3g，白芍3g，甘草2.4g，生姜2片，红枣2枚，水煎服。3剂，各证减轻。

改投：当归、川贝、秦艽各3g，生地、白芍、栝楼根、忍冬藤各6g，水煎服，4剂而愈。

【分析】根据目斜、角弓反张、项强定为痉病。

痉病+出汗多，诊断为柔痉。

1. 目斜、眼睛斜——即眼珠固定不动，又叫眼睛直。可确诊为痉病。

2. 角弓反张——见到角弓反张即为痉病，角弓反张对应原文的卧不着席与背反张。

3. 脖子硬的一动不能动——也是痉病。

　　脑膜炎患者经常见到，脖子硬梆梆。

病案3

急惊风——马骥医案

金某某，男，4岁。发烧头疼，频繁呕吐，儿科以流脑收入院治疗，给予磺胺、抗菌素及对症疗法。10余天后呈昏睡状态，神志不清，不吃不喝，并出现频频抽风。每日约抽10余次，抽时两眼上吊，角弓反张，牙关紧闭，四肢抽搐，每次约数分钟即自行缓解。给予输液打针用各种镇静剂40多天效果不佳。一直处于昏迷状态，遂停西药，改用中药治疗。患儿发烧比前有所好转，但如不用退烧药时，体温仍然上升，易汗，唇干裂，舌上少津，脉数。治以银翘散加花粉，因吞咽困难，用鼻饲灌入。每日一剂，并送下安宫牛黄丸半粒。经服上药3剂后，抽风逐渐减少，持续时间缩短，神志渐清，会哭，并能稍进食。

继以上药加减化裁，减去安宫牛黄丸，每日 1 剂，体温降至正常，四肢抽搐虽减，但仍未痊愈。家属再三要求出院调治疗养。时过 2 个月，患儿复来就诊治疗。抽风与出院时无甚差别。据家属叙述，2 个月以来，在外一直未停止过治疗。多以寒凉生津之品或以羚羊钩藤息风解痉之类治疗，少有效验。患儿面色㿠白，唇舌色淡，精神疲惫，大便溏，手足不温。据此，为过用寒凉，挫伤阳气，不仅脾胃损伤，而且气阴皆虚，不能濡养经脉，抽风终难治愈。遂以栝楼桂枝汤治疗，连服 5 剂。十数日后复诊，抽搐次数显著减少，程度也轻。宗此方加白术、当归、党参等调治一月痊愈。

【讲解】

1. 抽时两眼上吊，即翻白眼，此时眼睛不动直勾勾的，这种情况诊断为痉病。

2. 角弓反张——见到角弓反张即为痉病，角弓反张对应原文的卧不着席与背反张。

3. 牙关紧闭，即为口噤（口噤 = 牙关紧闭 + 张口困难）。

"口噤"条文中出现过三次。

4. 常见引起张口困难的疾病：破伤风、癫痫、颞颌关节紊乱、口吃、放疗后张口困难、咬肌痉挛。

病案 4

葛根汤合大承气汤治疗脑梗后语言不利案

女，62 岁，脑梗塞后遗症，入院治疗后，仅剩说话不利这个症状。病人说因为舌根硬，说话不利索。

【分析】说话不利索（舌根硬）+ 身体强——痉病。

又不爱出汗，处方葛根汤合大承气汤一天见效，吃 12 付药后，说话正常了。

【讲解】舌根硬，即身体强——诊断为痉病。

葛根汤治疗张口困难（咀嚼肌痉挛症）案

杨德明医案：刘某某，女，45 岁，1986 年 10 月 6 日就诊。口噤不语 20 余天，某医院诊为咀嚼肌痉挛症，用西药治疗 5 天，症情依旧，即来我院就诊。

【诊见】右颞颌关节僵硬，疼痛，不能咬嚼食物，张口约 0.5cm，舌淡，苔薄白，脉紧。

【处方】葛根、白芍各 60g，甘草 30g，桂枝 12g，麻黄 4g，生姜、大枣各 10g，水煎温服。同时用药渣热敷患处（每日 3 次，每次大约 30 分钟）。5 剂后，口噤不语减轻，颞颌关节僵硬、疼痛明显缓解，张口约 1.7cm。守方续服 4 剂，即张口自如，诸症消失。随访至今未发。

【按语】《金匮要略》指出："口噤不得语，欲作刚痉，葛根汤主之"。据报道，本方用于咀嚼肌痉挛症，疗效满意。使用时，须重用葛根、白芍至 60g，甘草至 30g，方能达到舒筋缓急解痉之功。

江鸿儒医案：大承气汤治疗痉症（破伤风）案

余 20 年前在农村开诊所时，有一男患者，年 56 岁，耕地时被犁头刮破足部，初不介意，用青草包敷，半月后竟发热不降，遂请笔者出诊。

【症见】全身肌肉板硬，头项强，发热，呈苦笑面容（可诊断为痉病），确诊为破伤风，嘱其立即送专区医院，经抢救1周，症情日渐加剧，1周后其妻回本地借钱又来余诊所，知医院已多次发病危通知，嘱家属准备后事。余问其主要症状为高热不退，昏迷，痉挛抽筋（痉病不包括此症），全身仍然僵硬如板。余问其大便情况，曰入院后多日未大便。余立即配3剂大承气汤，嘱其立即赶回医院，急煎一剂中药从鼻饲管灌下，当夜大便通，体温下降，诸症大减。次日又进一剂，又泻下多次，症状逐渐好转。后配合西医支持治疗至痊愈出院。

【分析】

1. 全身肌肉板硬、头项强，诊断为痉病。

2. 苦笑面容／面具脸，可诊断为痉病。

   ● 肌肉僵硬不能动因而形成面具脸，比如帕金森病人容易形成肌肉僵硬面具脸。

3. 痉病的处方，可以治疗帕金森综合征患者的面具脸、肌张力增高等情况。

   ● 帕金森主要表现：静止性震颤、运动迟缓、肌肉强直（考虑痉病）、姿势步态障碍。

病案 7

葛根汤合大承气汤治疗偏瘫后划圈腿案

男，58岁，脑梗塞两次了，第二次发作后住院半个月，出院以后康复理疗了三个月。他的后遗症是右腿跨步时只能向外打开，典型的划圈儿步，就画圆圈儿的啊。原因是什么呀？原因是他右下肢的伸肌肌张力高。

- 肌肉张力高确定为痉病，病人轻易不出汗，用葛根汤 + 大承气汤。
- 当天见效，25 天以后走路基本恢复正常。

五、友新医案

📖 独头动摇案

徐某，女，45 岁，2024 年 4 月以"头不由自主抖动"为主诉来诊。

【症见】头抖，紧张时出汗，大便正常，喝温开水，能吃凉的，舌质淡红，苔少，有红点，水滑，脉有力。

病脉证治处方分析：

【病】痉病。

【脉】脉有力。

【证】独头动摇；紧张时出汗。

【治】栝楼桂枝汤加葛根、大承气汤、甘麦大枣汤、四逆散。

【处方】炒枳实 9g，芒硝 6g（冲服），厚朴 12g，大黄 2g，桂枝 9g，白芍 30g，炙甘草 6g，大枣 30g，天花粉 15g，葛根 40g，柴胡 15g，淮小麦 100g，生姜 3 片，14 付，水煎服。

【二诊】独头动摇明显改善。腹诊，无压痛，悸动明显。

效不更方，原方继续服用 21 剂愈。

【分析】根据患者来诊以"独头动摇"为主症，诊断为痉病，选择了痉病处方中爱出汗的栝楼桂枝汤，常规合用葛根以加强补津液力量。容易紧张、脉有力者，用甘麦大枣汤合四逆散。

📖 脑梗后遗症硬瘫案

某男，62 岁，脑梗塞后遗症一年多了，2023 年 8 月以"脑梗后遗症、腿部僵硬不能弯曲"为主诉来诊。

【症见】硬瘫，胳膊僵硬，腿僵硬不能弯曲，划圈腿，多种治疗无效。病人轻易不出汗，脉有力。

病脉证治处方分析：

【病】痉病。

【脉】脉有力。

【证】不出汗、胳膊腿僵硬。

【治】葛根汤合大承气汤。

【处方】葛根 40g，桂枝 10g，麻黄 6g，白芍 10g，生姜 3 片，大枣 10g，大黄 2g，厚朴 10g，炒枳实 10g，芒硝 6g（冲服），5 付，水煎服。

病人吃 5 天后反馈说有效，坚持服用 3 个月后，硬瘫消失，胳膊腿能活动了，说话也利索了。

【分析】硬瘫作为脑梗后遗症在临床非常常见，尤其是东北地区，脑梗后出现"挎篮手"情况多见，很难想到用大承气汤，在跟诊张庆军老师门诊学会痉病的诊断后，学会了用大承气汤，得以快速见效，确切证明了硬瘫诊断为痉病的正确性。

📖 视物不清案

某女，18 岁，2024 年 2 月以"眼睛看东西不清楚、视力下降"为主诉来诊。

【症见】两年前发高烧，用药物退烧后，出现眼睛不灵活问题，眼睛发呆，夜里有磨牙现象，大小便正常，吃饭正常，无明显怕冷怕热。脉有力。

病脉证治处方分析：

【病】痉病。

【脉】脉有力。

【证】眼睛不灵活，发呆的感觉，夜里磨牙。

【治】大承气汤。

【处方】大黄 2g，厚朴 9g，炒枳实 9g，芒硝 6g（冲服）。

3 付，水煎服，1 日 1 付，分 2 次服用。

【效果】服药后大小便正常，无任何副作用，自觉有效，其后自己另抓七付。吃完后说眼睛感觉明亮了。家属反馈磨牙也很少了。

继续服用半个月，眼睛看东西清楚了，眼睛也不发呆了，完全恢复了正常。

【分析】眼睛不灵活，说明有肌肉僵硬的情况，因此诊断为痉病。参照笔记，痉病的本质是"强"，即肌肉僵硬强直。

📖 右手屈伸不利案

王某，女，61 岁，2023 年 2 月以"右手无法伸直，局部僵硬"为主诉就诊。

【症见】脑梗偏瘫后遗症，右手无法伸直，局部僵硬，有黏汗，出汗多，舌头硬，容易咬牙，走路不稳，身体胖，舌暗苔厚腻，舌尖红，心不烦。脉有力。

病脉证治处方分析：

【病】痉病、宿食病。

【脉】有力。

【证】右手无法伸直，局部僵硬，舌头硬，容易咬牙，身体胖，舌苔厚腻。

【治】栝楼桂枝汤合大承气汤 + 黄连 + 保和丸。

【处方】天花粉 30g，桂枝 9g，白芍 9g，甘草 6g，大枣 10g，大黄 2g，枳实 10g，厚朴 10g，芒硝 6g（冲服），黄连 1g，生姜 3 片。配合保和丸一起吃。14 付，水煎服。

【二诊】舌头硬转软，手局部僵硬减轻，手麻木减轻，腿有力，身体胖，舌尖红，舌苔腻。原方加味葛根 40g，14 付，水煎服。

【三诊】说话明显好转，手局部僵硬明显改善，走路不稳改善，服药后大便日 2 次。效不更方，原方继续服用 14 付，愈。

【分析】口噤表现为张口困难，说话困难，常发生于偏瘫后遗症人群。痉病的处方中，大承气汤与葛根汤均治疗口噤，患者出汗多，因此在栝楼桂枝汤中加入葛根，并合大承气汤使用。

手指僵硬案

王某，女，67 岁，2023 年 10 月以"手指僵硬、伸不开"为主诉来诊。

【症见】爱出汗，手指伸不开，疼痛，下雨天加重。舌苔淡，舌苔腻，脉无力。

病脉证治处方分析：

【病】痉病、湿病。

【脉】脉无力。

【证】阴雨天手指疼痛加重、手指僵硬伸不开、舌苔腻。

【治】甘草附子汤，栝楼桂枝汤、大承气汤加薏苡仁。

【处方】桂枝 9g，白芍 18g，炙甘草 6g，大枣 30g，天花粉 12g，大黄 1g，芒硝 4g，炒枳实 6g，姜厚朴 6g，黑顺片 6g，白术 6g，薏苡仁 30g，生姜 3 片，3 付，水煎服。

【二诊】手指能伸开了，手也不疼了。舌质仍淡，舌苔薄白、水滑。效不更方，原方继服 6 付。

舌根硬语言不清案

张某，男，68 岁，2023 年 4 月以"舌头硬说话不清楚、帕金森、手抖"为主诉来诊。

【症见】帕金森，手抖，吃一次西药能控制两三个小时不抖；乏力，夜尿多，大便两三天一次，舌头硬说话不清楚，身体沉重，难以翻身，想活动又难以活动，怕热也怕冷，喜吃温饭，血压不高，脸红，口有时苦，脾气不好，心烦，胆小，大便干，无嗅觉，胳膊腿、手脚不凉，出汗正常，左脉有力；右脉搏指；舌质淡，苔白腻厚。

病脉证治处方分析：

【病】三阳合病、痉病、百合病、阴虚。

【脉】左脉有力，右脉搏指。

【证】心烦，胆小，大便干，身重难以转侧；舌根硬；欲行不能；颤抖。

【治】柴胡加龙骨牡蛎汤、大承气汤、百合地黄汤、防己地黄汤。

【处方】柴胡 24g，黄芩 9g，桂枝 9g，茯苓 9g，党参 6g，龙骨 30g，牡蛎 30g，代赭石 30g，清半夏 9g，大黄 3g，大枣 15g，防己 6g，生地黄 15g，防风 6g，甘草 6g，百合 30g，生地 6g，厚朴 10g，炒枳实 10g，芒硝 6g（冲服），14 付，水煎服。

【分析】疑难常见病，一身尽重不可转侧对应经方的柴龙牡；舌根硬是痉病，用大承气汤；怕热阴虚颤抖用防己地黄汤，欲行不能用百合地黄汤。

【二诊】腿比以前有力了，便秘好转，抖动无改善，脖子僵硬不能转头，睡觉流口水，舌质淡，苔白腻厚。

【分析】考虑脖子僵硬不能转头属痉病用葛根汤合大承气汤。

【处方】葛根汤、温胆汤、大承气汤。

葛根 40g，麻黄 3g，桂枝 9g，白芍 9g，炙甘草 6g，生姜 9片，大枣 15g，清半夏 9g，炒枳实 10g，竹茹 15g，新会陈皮 6g，茯苓 9g，厚朴 10g，芒硝 6g（冲服），7 付，水煎服。

【三诊】症状好转很多。效不更方，继服上次处方 7 付。

反馈：服药后能翻身了，大便正常了，嘴能张开了。

📖 风水伴斜视案

刘某，男，6 岁，2024 年 5 月以"过敏性结膜炎伴斜视"为主诉来诊。

【症见】眼睛痒，白睛充血（目赤），双眼睑浮肿，过敏发作时右眼伴斜视，平素脾气大，怕风，爱出汗，四肢凉，食凉腹泻，舌质淡，舌苔略白腻，一手脉有力，一手脉无力。

病脉证治处方分析：

【病】双眼睑浮肿诊断为风水病，斜视诊断为痉病，目赤诊断为狐惑病里的赤小豆当归散证。

【脉】一手脉有力，一手脉无力。

【证】双眼睑浮肿，怕风；右眼伴斜视；目赤。

【治】越婢加术汤加附子、栝楼桂枝汤合赤小豆当归散加减。

【处方】生石膏 30g，白术 12g，大枣 10g，生姜 3 片，麻黄 6g，甘草 6g，炮附子 6g，天花粉 10g，桂枝 5g，白芍 5g，赤小豆 20g，炒白蒺藜 15g，葛根 30g，当归 6g，炮姜 15g，炒栀子 6g，防风 6g，藿香 10g。5 付，水煎服。

【二诊】眼肿减半，眼睛不痒了，白睛充血消失，眼睛斜视消失。效不更方，5 付。

📖 帕金森肢体僵硬案

孙某，男，55 岁，2024 年 1 月以"帕金森、左侧肢体僵硬"来诊。

【症见】5 年前检查出帕金森，左侧肢体僵硬，吃饭时出汗。脉有力，舌质淡，苔薄白腻，边齿痕。

病脉证治处方分析：

【病】痉病、中风病。

【脉】脉有力。

【证】左侧肢体僵硬，吃饭时出汗。

【治】栝楼桂枝汤、大承气汤、古今录验续命汤。

【处方】天花粉 12g，桂枝 9g，白芍 9g，炙甘草 6g，生姜 3 片，大枣 15g，大黄 1g，厚朴 12g，炒枳实 9g，芒硝 6g（冲服），麻黄 6g，杏仁 6g，生石膏 30g，党参 15g，川芎 9g，当归 9g，干姜 9g。

5 付，水煎服。早上、中午饭后服药，晚上不服药。

【二诊】手指僵硬好多了，也不怎么颤抖了。脉有力，舌质淡，苔薄白，边齿痕。效不更方，14 付。

【分析】帕金森颤抖，诊断为中风病。肢体僵硬，诊断为痉病。

六、友新总结

 本节课程的知识点总结

1. 凡是发硬的症状，都要考虑痉病。包括了身体强的全身僵硬，也包括身体某一部分的僵硬强直。

2. 硬瘫的特点是肌肉强直状态，在被动活动的时候，对抗力非常大，属于痉病，按痉病治疗。

3. 痉病的治疗有三个处方：有汗的柔痉用栝楼桂枝汤；无汗的刚痉用葛根汤；痉病常规合用大承气汤。

4. 痉病的根本原因是缺水。

5. 痉病的本质是身体的某个部位脱水，从而产生僵硬强直的状态。

······························· **本节课程相关知识点补充** ·······························

1 痉病的处方栝楼桂枝汤、葛根汤可以理解为一个病人，体内缺乏水分同时又感冒了，缺水时不能直接发汗，医圣采用加水再解表的方法。

如果做一个拓展应用，我们病脉证治诊断时，遇到舌红少苔缺水的太阳病，可选择痉病处方，即栝楼桂枝汤、葛根汤。在使用栝楼桂枝汤时，张庆军老师常规加葛根，以加强补充津液的作用。

2 强直性脊柱炎的主要症状是背部疼痛、背部僵硬感，痛苦较大，治疗可以从葛根剂、柴胡剂、痉病、胸痹病几方面入手。强直性脊柱炎与痉病的关系从以下分析：① 70% 的强直性脊柱炎病人都会合并有眼部的疾病（虹膜炎），西医认为是与免疫有关系，在中医里面它叫目赤，在《金匮》痉湿暍病篇中描述为"病者身热足寒，颈项强急，恶寒，时头热，面赤目赤"；②强直性脊柱炎多见驼背表现，其在经方中又叫"卧不着席"，即驼背以后有些地方是挨不着席子，是痉病的一个特征；因此，如果病人又目赤，又卧不着席，即使大便不干，也要选择痉病之大承气汤来治疗。

3 偏瘫后遗症中的硬瘫，特点是胳膊不能够伸直了，一直弯着，给他掰直了，只要一松手就自动地收回去了。穿衣服，很不方便，自觉"筋短了"，属于肌肉的僵硬强直，本质为痉病。伴出汗多的，选择栝楼桂枝汤；伴不出汗，或者很难出汗的，选择葛根汤；不出汗、说话不利索 / 脚筋短的，选择葛根汤；常规合用大承气汤。

另外，软瘫和硬瘫治疗上有区别，硬瘫多数属于痉病，软瘫则有的属于中风病，有的属于气虚，选择古今录验续命汤、补阳还五汤等处方。

4 磨牙的治疗，考虑痉病、白虎汤以及虫病三个方面，要注意鉴别。

5 虚证类型痉病，可以在痉病处方加补药，比如一个强直性脊柱炎脉无力的患者，诊断为痉病，用痉病处方的同时，要根据情况合用肾四味等补益药物。

6　最后补充，不要把抽筋归到痉病范围里面去，腿抽筋，不是持续的。抽筋就抽一会儿，一会儿就不抽了，一般一晚上就抽个一至两次的。痉病，是持续性的一个痉挛，痉挛是一直存在的，比如独头动摇就是经常性出现的。这是它们的鉴别点。

芎归胶艾汤

一、网络课讲稿

大家好，我们开始讲课，今天讲课的题目是芎归胶艾汤。

📖 案例1

有个女孩子 18 岁，以前月经正常，但这一次例假突然大量出血，有黑色的血块，小肚子疼痛，已经 12 天了，月经还没有停止。

这个是什么病呢？血崩，例假量非常的大，一般都会伴有血块，伴有疼痛，这都是伴随症状，诊断就是血崩。例假时间长，病人精神疲惫，全身乏力，面色苍白，手脚冰凉，舌质淡，脉数无力，处方芎归胶艾汤。

熟地 12g，当归 9g，川芎 9g，生白芍 12g，生甘草 9g，阿胶 9g，艾叶9g。

三天之后，出血停止了。这个血崩的病人。为什么要用芎归胶艾汤呢？

我们来看一看《金匮要略》第 22 篇妇人杂病的原文，"妇人陷经，漏下黑不解，胶姜汤主之。"

凡是见女性月经颜色发黑的，或者出的血块是黑色的，用芎归胶艾汤治疗效果超级好。经方出处就是来源于这一条原文，这是无数病例验证出来的结果。芎归胶艾汤和胶姜汤现在共同的认识，认为这是同一个处方。

胶姜汤里面这个姜，应该是干姜，用芎归胶艾汤的时候是可以加干姜的，加干姜的时候最好问一句，病人吃了凉东西难受不难受？因为这是干姜证。在《金匮要略》里面治疗女性崩漏月经过多的处方有：桂枝茯苓丸、温经汤、旋覆花汤，还有芎归胶艾汤。简单说一下，桂枝茯苓丸证是肚脐的左侧压痛，温经汤证是嘴唇干燥，旋覆花汤证的特点是芤脉，这是它们的用方要点。

芎归胶艾汤证的要点是什么呀？第一个要点叫黑经，今天这节课重点讲芎归胶艾汤，有的地方直接叫胶艾汤，有叫胶姜汤，这三个汤是一回事儿。芎归胶艾汤的"但见一证"便指的是：见了月经发黑，见了黑血块就可以用。

我们再来讲一个病案。

📖 案例2

有一个 25 岁的女性，她从前年开始每次月经淋漓不断，20 天左右才停止，例假的颜色淡，像水一样，头晕，不想吃饭，化验有贫血，小肚子凉，平时怕冷，面色苍白没有血色，舌质淡白，脉无力。

处方：芎归胶艾汤，5 天之后出血停止。以后每次例假一来，她就赶紧吃芎归胶艾汤，结果之后的例假都是 7 天内就停止了，她一共吃了 6 个周期，然后停药，月经完全正常。

这是一个漏证。漏证的特点是什么？淋漓不尽。这个漏证的女孩子，她的诊断是功能性子宫出血，简称功血。

我们来看一下妇人妊娠病第 20 篇原文，"妇人有漏下者，胶艾汤主之。"

大家会看到，我有时候把一些条文进行精简，变得简化；有时候又会把条文进行补充，变得完整化，都是为了学习。

能不能用芎归胶艾汤治疗所有的漏下出血呢？显然是不可能的。我们一定要搞清楚它治病的根本点，就是它对哪一个类型有效，这是我们学习的目的，就是诊断和鉴别诊断。

我们来看一下芎归胶艾汤的组成，它是由四物汤加阿胶、艾叶、甘草组成，因此芎归胶艾汤治疗的情况是虚证出血，脉无力，治疗的是血虚的出血。首先它是一个虚证的出血，其次它是血虚的出血，脉是细的，病人是有贫血的，里面用了艾叶，治疗的是血虚有寒证的出血。

下面再来看一个病案。

📖 案例3

有一个 31 岁的女性流产后出血不止，量有时多有时少，已经 2 个月了，仍然出血不止。由于贫血她没有办法正常的生活和工作，面色苍白，全身乏力怕冷，平时她就不敢动，为什么呀？她一动出血量就会增加，中间她还输过血，做过清宫等等都没有效。

病人说流出的血颜色是咖啡色的。给大家说一下，咖啡色就是黑色。由于病人舌质淡，脉无力，我给她开的处方是胶艾汤。

当天出血减少，6 天后出血停止，又坚持服用半个月痊愈了。病人流的血是咖啡色的，实质上是黑色，就叫黑经，因此用芎归胶艾汤。另外我们来看妇人妊娠病第20篇原文"有半产后，因续下血都不绝者，胶艾汤主之。"这个条文讲的正是这样的情况，半产就是流产，对于流产后出血不止的要考虑什么呀？芎归胶艾汤。我们再进一步讲，对于生孩子以后出血不止的，也要考虑到芎归胶艾汤。

下面再来讲一个病案。

📖 案例4

一个 37 岁的女性，她平时的月经量就比较大，这个月就更多了，而且淋漓不尽。月经的颜色是鲜红的，头晕、恶心、怕冷，舌淡白，脉无力，在医院诊断为功能性子宫出血。

处方：芎归胶艾汤。

生地 18g，当归 9g，川芎 9g，白芍 12g，阿胶 9g，艾叶 9g，甘草 9g。

吃了 5 付以后出血停止。

这个病人月经的颜色是鲜红的，所以用生地不用熟地。我给大家讲一下，用芎归胶艾汤的时候，如果她的舌质是淡的，出血的颜色也比较淡，这个时候是要用熟地的；如果她出血的颜色是鲜红的，要用生地；如果病人有口苦，需要加黄芩；如果病人吃了凉东西难受，需要加干姜。

这是芎归胶艾汤常见的加减方法，大家心里要清楚。

问答

1 问：这里芎归胶艾汤中的阿胶可以用女贞子代替吗？

张庆军回答：可以，如果有质量可靠的阿胶，尽量不代替。

2 问：黄明胶，怎么样？

张庆军回答：可以，没问题。

3 问：老师，崩漏出血和月经的天癸有何不同？

张庆军回答：咱们在第一期的妇科专科专病班的时候专门讲过什么叫天癸，什么叫出血。原则上来说女性的天癸，女性的例假，它就不是血，它只是一个血的颜色，但本质上不是血，因为它是不凝固的。如果例假里面有血块了，那肯定就是有出血了。

为什么要把"月经是天癸，月经不是血"这个概念提出来呢？就是要解决大家脑子里面一个根深蒂固的概念，就是到底例假的这个时候能不能用活血化瘀药？就是解决这个问题的，解决这个思想。

例假里面有血块的时候，说明有出血，而且血块是什么呀？血块就是瘀血，这个时候应该怎么治疗？应该用活血化瘀的药，比如说像桂枝茯苓丸，少腹逐瘀颗粒等。

❹ 问：老师好！旋覆花汤除了芤脉还有其他应用特征吗？

张庆军回答：想吃热的，难受时拍打胸脯。

❺ 问：是开始来月经时吃药吗？

张庆军回答：是的，例假来的时候吃药，这个问题我验证过很多病例。一般的第一次来的时候是不会正常的，不管用桃核承气汤也好，温经汤也好，芎归胶艾汤也好，就是调例假的这些方案，第一次是不会正常的，但往往第二次正常的就很多了，比例就非常高了。吃一次叫一个例假周期，例假一来就吃，例假一走就停，按照这个方法吃。

❻ 问：剖宫产术后出现子宫腔假切口导致月经淋漓不尽，并出现黑色血块，子宫腺肌症出现的黑经是不是都可以用胶艾汤？

张庆军回答：是的。

史胜来回复：估计要合上王不留行散吧？

张庆军回答：说的对。

下面来看一个子宫肌瘤的病案。

📖 案例5

女，41岁，西医确诊子宫肌瘤。医院让手术，病人不想做，不想做怎么办？就要找中医治疗，临床上好多病人都不愿意做手术。

她们在做手术之前做了长时间的思想斗争，也做了很多的努力，最后没有办法，有些人选择了去做手术。病人目前的症状是什么呢？月经量多两年了，而且例假的时候有痛经。子宫肌瘤给病人带来的痛苦，一个是月经量多，一个是痛经，这个病人两种症状都有。月经量多2年，痛经有血块。月经有的时候是鲜红的，有的时候是暗黑色的，其他的吃饭、睡眠、大小便都正常。

病人面色苍白，舌质淡白，苔薄白，怕冷，头晕，心慌，没劲儿。贫血以后都是这个症状，脉无力，偶尔有时候口苦。

【处方】芎归胶艾汤加黄芩，刚才我们讲过了，口苦加黄芩。病人有时候例假是鲜红色的，所以用了生地。生地 20g，当归 9g，川芎 9g，生白芍 12g，阿胶 9g，甘草 9g，艾叶 9g、黄芩 9g。加水 1000ml，优质黄酒 500ml，泡半小时，水开后煮半小时，不盖盖儿。

大家记住这一点，绝对不能盖盖儿。要给病人解释，加了黄酒以后，只要不盖盖儿，酒精 20 分钟之内就全部挥发干净了。我们要求煮的时间是水开后煮半小时，所以酒精是一点儿也没有了。去掉药渣后，趁热加入阿胶，充分地搅拌融化，一天一付，一天两次，饭后服用。

服用的方法就是例假一来就喝，例假一走就停。她第一个周期吃了 9 天的药，月经量明显减少，痛经减轻。以后她每一个周期都是五六天月经就停止了，她一共吃了 7 个周期，停药。之后月经量正常了，也不痛经了。子宫肌瘤没有症状以后，病人就不考虑手术这个事了。她为什么不考虑手术的问题了？等她绝经以后，子宫肌瘤会自动萎缩的，这个问题就彻底解决了。病人不痛经了、例假也正常了以后做了一个彩超，子宫肌瘤缩小了 2/3。

子宫肌瘤为什么会缩小呢？我分析，第一个是我们正确诊断处方；第二是例假期间用药；第三是用了大量的黄酒。

在《金匮要略》妇人三篇里面，我统计了一下一共 28 个处方，有 8 个处方用到了黄酒。如果再去掉这 28 个处方里的 4 个外用处方，应该是 1/3 的处方都要求用黄酒。所以我们治疗妇科病必须注意这一点，一定要用黄酒，要用优质的黄酒，按照医圣要求的方法用。

我们治疗妇科病的时候加黄酒是提高疗效的秘诀，但说白了它根本就不是什么秘诀，而是清清楚楚、明明白白地写在书上，是《金匮要略》本来就有的。我以前在这方面重视的程度也不够。给大家承认一下错误，你看咱们用柴胡桂枝干姜合当归芍药散的时候，没有要求病人加黄酒，以后我们会加大这方面的验证。

下面把妇人三篇里面要求用酒的处方给大家说一下：有芎归胶艾汤、当归芍药散、当归散、白术散、下瘀血汤、土瓜根散、红兰花酒、肾气丸。最常用的是芎归胶艾汤、当归芍药散、下瘀血汤、肾气丸。这个可以说经常用，天天用。我们提高了认识以后，知道了妇科疾病该用黄酒的这些处方，用上黄酒之后，疗效会再提高一个台阶，或者说会更快更好。

特别是一些实质性的病变，像子宫肌瘤、卵巢囊肿、子宫内膜异位症，甚至包括一些女性的甲状腺结节、乳腺结节、乳腺增生、乳腺纤维瘤等等，都会提高疗效。

芎归胶艾汤对子宫肌瘤出血的效果是很好的，也是经过几十个病人的验证，要点是什么呢？脉无力、怕冷、有黑血块。

下面再讲一个病案，也是子宫肌瘤。

📖 案例6

有一个 36 岁的女性，有子宫肌瘤，主诉是：月经量大，血崩。尽管她有血崩，但是，她正常上下班，正常工作和生活，看起来也很有精神。这个大家可不要奇怪，临床上就有这样的情况，病人天天在出血，但是跟没事儿人一样，这个在血液病里面很常见。有些血液病通过化验，通过检查觉得很可怕，但是病人精神很好，生活很正常。为什么呢？因为这些病人基本都是实证，都是脉有力的，这个病人也不例外，把脉以后确定了脉有力，实证。

病人舌质红，这是热证，舌苔腻，这是湿证，综合分析以后是一个湿热证。

病人口苦，确诊为肝胆湿热证，处方：龙胆泻肝汤、赤小豆当归散加薏苡仁7天。

【效果】3天之后出血就停止了。病人一共吃了半个月的中药，之后她的例假就恢复正常了。这之后，病人又去医院检查，她惊奇地发现子宫肌瘤缩小了，信心大增，又吃了25天的药，但龙胆草这个药是非常苦的，比黄连还苦，她实在坚持不了了，改成什么呀？龙胆泻肝丸，同仁堂生产的，她又吃了6盒这个药丸，药丸还是好吃的，对吧？之后去检查，子宫肌瘤就全部消失了，我用这个经验治好了不少子宫肌瘤的病人，只要是实证的湿热类型的子宫肌瘤，就用龙胆泻肝汤加减，吃一段时间以后再用龙胆泻肝丸，长期服用3～6个月。

谈一下出血病人如何判断是寒证还是热证？第一个，我们可以通过怕冷还是怕热；想喝热水还是想喝冷水这样一些方法来判断。从舌诊上怎么判断呢？出血的病人，只要出血的时间长了，有贫血了，舌质都是淡的，脉都是数的。看什么呀？看她的舌头里面有没有红点，只要她的舌头里面有红点，她就一定是热证；如果里面没有红点，这个病人就是寒证。

像这些情况，大家到跟诊的时候，我给大家点出来，你一看就学会了，记住了，一辈子你也忘不了。

对子宫肌瘤的出血，我们来总结一下。脉有力的最常见的是肝胆湿热，用龙胆泻肝丸，这个类型最常见。

脉无力的芎归胶艾汤证的类型最常见，一个手脉有力，一个手脉无力的，龙胆泻肝汤合芎归胶艾汤。

对于崩漏，我们在第一期的妇科专科专病班谈到了可以艾灸石门穴，考虑到有些人艾灸石门穴以后，会导致病人不孕。一些女性才 30 来岁，很有可能以后她还会想要孩子，或者她现在说不想要孩子，但以后万一想要怎么办？最近又验证了一些新的方法，就是艾灸隐白穴、大敦穴、三毛穴，每个穴位艾灸半小时，一天一次，效果不错。

问答

7 问：

（1）如果腹诊有压痛，是不是要加相应的活血处方？

张庆军回答：是的。

（2）脉有力的有没有三黄泻心汤证的？

张庆军回答：有。

8 问：

（1）子宫肌瘤，辨证用芎归胶艾汤，需要加活血化瘀药吗？

张庆军回答：根据腹诊情况加活血化瘀药。

（2）服用金匮肾气丸中成药的时候，用黄酒送服吗？

张庆军回答：是的。

（3）龙胆草一般用多少？

张庆军回答：12g。小剂量龙胆草 1g 可以增进食欲。

9 问：老师，子宫肌瘤遇上更年期怎么用药？

张庆军回答：可以一起治疗啊。这类病人很常见。哪个最痛苦就先治疗哪个。

10 问：

（1）调子宫肌瘤是否最好月经期服药效果好些？

张庆军回答：是的。这也是我们治疗妇科病的秘诀。

秘诀一，黄酒；

秘诀二，例假时用药。

（2）从来经开始服药，月经结束停药，连服多个周期，对吗？

张庆军回答：对。

⑪ 问：老师，子宫肌瘤也是在来月经时吃药吗？

张庆军回答：是的。

⑫ 问：腹诊脐上、脐左侧、脐左下、脐下都有压痛怎么用方呢？

张庆军回答：要么都用，要么选择最疼的一两个部位用药。

下面谈一谈芎归胶艾汤的临床发挥。

在《金匮要略》里面，芎归胶艾汤的用处是治疗孕妇出血，包括了孕妇的流产，女性的崩漏以及女性流产后或生孩子以后的出血，还有女性的黑经。其要点是贫血、血虚，同时有虚寒，用于寒证出血，虚证出血。

根据上面的这些特点，我在临床进行了发挥，女性的黑经就是月经有黑血块或者经血是黑色的，或者是咖啡色的。那么同样的道理，我们在临床碰到其他出血的时候，出的血是咖啡色的或者黑色的，我加了一个条件，同时脉无力的时候就可以用芎归胶艾汤。就是说一些男性也可以用芎归胶艾汤，一些女性的其他部位的出血，也可以用芎归胶艾汤。

总结成了一句话叫脉无力，出血颜色黑就用芎归胶艾汤。这样就扩大到了其他部位的出血，也扩大到了男性的出血。

讲一个病案。

📖 案例7

一个33岁的男子，他平时有胃病，吃饭的时候喜欢吃热的饭，他不敢吃凉的，在五六天前他吃了一份凉菜，然后恶心呕吐，到最后开始吐血了。

吐血以后心里就非常害怕，吃云南白药等等，效果不行，止不住血。吐血的量并不大，偶尔出一两口，颜色是咖啡色的，胃疼喜欢按，喜欢温，全身乏力，怕冷，舌质淡苔薄白，脉无力。

诊断脉无力虚证，因为吐的血是黑色的，因此选用芎归胶艾汤。

川芎 6g，阿胶 6g，甘草 6g，艾叶 9g，当归 9g，生白芍 12g，熟地 12g，仙鹤草 30g。吃了两天以后吐血就停止了，又吃了 7 天巩固，之后改为附子理中丸来善后。

下面再来看一个大便黑色的病案。

📖 案例8

有一个女病人，46 岁，西医确诊为十二指肠溃疡，平时大便是黑色的，这是十二指肠溃疡出血导致的，怕冷，乏力，脉无力。

【处方】芎归胶艾汤。12 付之后大便就不黑了，不黑了就说明不出血了。在临床上胃、十二指肠溃疡的出血，它的主要症状就是黑便，芎归胶艾汤用于治疗胃、十二指肠溃疡出血的机会很多的。

再来看一个病案。

📖 案例9

有一个 21 岁的女性，她得了血小板减少症，就是原发性血小板减少性紫癜，名字很长，简称血小板减少。平时鼻子爱出血，面色发黄，头晕乏力，口苦脉无力，鼻子出血的时候，有时候是淡红色的，有时候出黑条状的血块，黑条状的出血，一听就是黑血嘛对不对？处方：芎归胶艾汤，因为有口苦，加黄芩 9g，3 付之后出血就停止了。

她之后只要一出血，就用上面这个方法来治疗，不出血的时候间断的服用，只要出了血她就连续的服用，大概五六个月以后，化验血小板基本正常了，鼻子当然也不出血了。

问答

⓭ 问：女贞子代替阿胶量是多少克？老师。

张庆军回答：15g。

⓮ 问：如果经血是深红的，算黑经吗？

张庆军回答：不算。

⓯ 问：崩漏月经量多淋漓不尽的，排除桂枝茯苓丸、温经汤、旋覆花汤，剩下的是芎归胶艾汤；经色黑直接锁定胶艾汤；产后半产后出血不止的，胶艾汤；其他出血，色黑，脉无力，用胶艾汤，对吗？

张庆军回答：对。

⓰ 问：胃和十二指肠出血便血都是黑色的，那么是不是所有的胃和十二指肠出血的都可以用芎归胶艾汤？

张庆军回答：必须脉无力，出血黑才能用。

⓱ 问：有的病人月经的第一天是黑色，第二天就转成鲜红色了，也可以用胶艾汤吗？还有的月经最后几天色黑，前面正常，也是用胶艾汤吗？

张庆军回答：可以用。

二、友新笔记

1. 芎归胶艾汤

【组成】四物汤 + 阿胶、艾叶、甘草，阿胶可以用女贞子替代。

【参考用量】生地 18g，当归 9g，川芎 9g，白芍 12g，阿胶 9g，艾叶

9g，甘草 9g。

黄酒入药，酒水各半煎煮。

【认识】芎归胶艾汤与胶姜汤应为同一处方，姜为干姜。如果吃了凉东西难受，加上干姜。

● 芎归胶艾汤常见加减方法：

①舌质淡，出血颜色淡——用熟地。

②出血颜色鲜红——用生地。

③如果有口苦——加黄芩。

④吃了凉东西难受——加干姜。

【应用指征①（特异性）】女性月经发黑或者血块黑色的（黑经时不看脉）。

金匮要略妇人杂病篇 12：妇人陷经，漏下，黑不解，胶姜汤主之。

【应用指征②】治疗出血崩漏＋脉无力、怕冷（需要符合血虚有寒病机）。

金匮要略妇人妊娠病 4：妇人有漏下者 …… 芎归胶艾汤主之。

【应用指征③】生孩子后出血不止，或孕妇出血伴有肚子疼也要考虑芎归胶艾汤。

【应用指征④】对子宫肌瘤出血的效果很好（用优质黄酒煮）。注意只适用于伴有脉无力怕冷或黑血块的人群。

【临床发挥】脉无力，出血颜色黑，不论出血位置——芎归胶艾汤（可拓展到男性，需要符合血虚有寒病机）。

金匮要略妇人妊娠病 4：有半产（流产）后，因续下血都不绝者……芎归胶艾汤主之。

2. 金匮要略中治疗女性崩漏月经过多的处方拓展

（1）桂枝茯苓丸：脐左侧压痛。

（2）温经汤：嘴唇干燥。

（3）旋覆花汤：①芤脉；②想吃热的，没事就拍打胸脯。

（4）芎归胶艾汤：黑经、黑血、黑血块——但见一证便是。

3. 子宫肌瘤出血总结

（1）脉有力——最常见的龙胆泻肝汤证。

- 先用龙胆泻肝汤加减（龙胆草 12g），再用龙胆泻肝丸加减，有可能消失。

（2）脉无力——最常见的芎归胶艾汤证，根据腹诊情况考虑活血药的使用。

（3）脉一手有力，一手无力——龙胆泻肝汤 + 芎归胶艾汤。

- 此外还考虑其他处方的可能，比如三黄泻心汤等。

（4）艾灸石门穴，每天 10 分钟，注意容易导致不孕。

（5）艾灸隐白穴，大敦穴，三毛穴治崩漏，每个穴位艾灸半小时，日一次。

（6）出血病人寒热辨证要点是：舌质都是淡的、脉都是数的，不以舌质颜色辨寒热。

- 舌中有红点即为热，没有红点即为寒。

4. 治疗妇科病的秘诀

（1）治疗妇科病注意用优质黄酒以增效。

- 金匮要略妇人篇里需要用黄酒的处方：芎归胶艾汤，当归芍药散。当归散，白术散，下瘀血汤，土瓜根散，红蓝花酒，肾气丸。

（2）例假时用药，例假结束后停用，连续至少用 3 个周期。

月经量大色黑血崩

女，18岁，既往月经正常，这次月经突然大量出血。有黑色血块，小肚子疼，已经12天了，月经还没有停止，这是血崩。

精神疲惫，全身乏力。面色苍白，手脚冰凉，舌质淡，脉数无力。

【处方】芎归胶艾汤

熟地12g，当归9g，川芎9g，生白芍12g，甘草9g，阿胶9g，艾叶9g。

三天后，出血停止。

【讲解】凡是见了女性月经发黑或者黑色血块的，用芎归胶艾汤效果超级好，如果吃了凉东西难受，加上干姜。

金匮要略妇人杂病篇12：妇人陷经，漏下，黑不解，胶姜汤主之。

月经淋漓不尽，舌淡头晕

女，25岁，从前年开始，每次月经淋漓不尽，20天左右停止，月经颜色淡如水，头晕，不想吃饭，化验有贫血。小肚子凉，平时怕冷，面色苍白，舌淡白，脉无力。

【处方】芎归胶艾汤。

五天后，出血停止。以后每次月经周期时吃药。

【讲解】本案患者为漏证，西医诊断为功能性子宫出血。

芎归胶艾汤治疗血虚有寒证出血＋脉无力。

金匮要略妇人妊娠病4：妇人有漏下者……芎归胶艾汤主之。

流产后出血不止

女，31 岁，流产后出血不止，量时多时少，两个月了还没停止。无法正常生活，面色苍白，全身乏力，怕冷，不敢动，一动出血就增加。期间输过血，清宫，都无效。血色为咖啡色（咖啡色即为黑色），舌质淡，脉无力。

【处方】芎归胶艾汤。

当天出血减少。6 天后出血停止。

【讲解】生孩子后出血不止的，也要考虑芎归胶艾汤。

金匮要略妇人妊娠病 4：有半产（流产）后，因续下血都不绝者……芎归胶艾汤主之。

月经淋漓不尽色鲜红

女，37 岁，平时月经量大，这个月更大。淋漓不尽，月经颜色鲜红。头晕，恶心，怕冷，舌淡白，脉无力。医院诊断为功能性子宫出血。

【处方】芎归胶艾汤。

生地 18g，当归 9g，川芎 9g，白芍 12g，阿胶 9g，艾叶 9g，甘草 9g，月经血颜色鲜红，因此用生地。

五付后，出血停止 ——女性用芎归胶艾汤。

【讲解】

月经不是血，月经有血块一定是有瘀血，可以用活血化瘀药物。

用活血药物调月经，往往自第二个月经周期开始见效。

子宫肌瘤经量多 + 痛经

女，41岁，西医确诊子宫肌瘤。不想手术，月经量多两年了，月经期痛经。有血块，有时鲜红，有时暗黑。面色苍白，舌质淡白，苔薄白，脉无力，偶尔口苦。

【处方】芎归胶艾汤 + 黄芩。

生地20g，当归9g，川芎9g，白芍12g，阿胶9g（烊化），甘草9g，艾叶9g，黄芩9g。

一付药加水1000ml，黄酒500ml，开盖熬药，水开后煮半小时。去掉药渣后，放入阿胶。

服用方法：月经来即喝，月经走即停，共服用7个周期，停药后月经量正常，痛经消失。

【讲解】

1. 子宫肌瘤给患者带来的痛苦：月经量多 + 痛经。

2. 因为月经有时鲜红，用生地。

3. 芎归胶艾汤对子宫肌瘤出血的效果很好，注意适用于伴有脉无力、怕冷或有黑血块的人群。

病案6

子宫肌瘤月经量大

女，36岁，子宫肌瘤。月经量大，有血崩的情况。不影响工作生活，精神可，舌质红、舌苔腻、脉有力，口苦。

【处方】龙胆泻肝汤＋赤小豆当归散＋薏苡仁。

【讲解】舌质红、舌苔腻、口苦——肝胆湿热证。

【经验】实证湿热类型子宫肌瘤证，先用龙胆泻肝汤加减，再用龙胆泻肝丸加减。

病案7

男性吐血案

男，33岁，平素有胃病，喜欢食热饭，不敢吃凉，五六天前，因食凉菜后开始恶心呕吐，乃至吐血，吐血量不大，颜色咖啡色，服用云南白药效果差。喜温喜按，脉无力，舌质淡苔薄白。

【处方】用芎归胶艾汤。

川芎6g，阿胶6g，甘草6g，艾叶9g，当归9g，白芍12g，熟地12g，仙鹤草30g。

服药2付，吐血停止，又服7付，改为附子理中丸善后。

【讲解】脉无力，出血颜色黑——芎归胶艾汤（可扩展到男性）。

病案8

便血案

女，46岁，西医诊断为十二指肠溃疡，平素大便黑，十二指肠溃疡出血，乏力，脉无力。

【处方】芎归胶艾汤。

12付后大便黑消失。

【讲解】胃、十二指肠溃疡出血容易出现黑便，有应用芎归胶艾汤的机会。

脉无力，出血颜色黑——芎归胶艾汤（可扩展到男性）。

原发性血小板减少性紫癜

女，21 岁，原发性血小板减少性紫癜，平时鼻子爱出血，面色发黄，头晕乏力，口苦，脉无力，询问之后，鼻子出血时有时淡红色，有时黑条状的血块，口苦。

【处方】芎归胶艾汤 + 黄芩 9g。

3 付之后出血停止。

此后出血即连续服药，平素间断服药，5 ~ 6 个月后，化验血小板恢复正常，鼻子再无出血。

脉无力、出血颜色黑——芎归胶艾汤（可扩展到男性）。

三、友新医案

📖 黑经案

赵某，女，30 岁，2023 年 9 月以"二胎后黑经"为主诉来诊。

【症见】生完二胎后，月经有血块，色黑，量偏多，嘴唇不干，舌质淡，失眠，舌头里有红点，腹诊无压痛。

根据月经色黑，选择芎归胶艾汤。

【处方】阿胶 6g，艾叶 9g，白芍 12g，生地 16g，当归 9g，川芎 6g，甘草 3g。5 付，水煎服。

【二诊】服药后失眠好了；脸上色斑减轻。效不更方，继服 14 付，之后月经色量转为正常，无血块。

四、友新总结

 本节课程的知识点总结

1. 女性月经发黑或者血块黑色（黑经时不看脉），用芎归胶艾汤（特异性）。

2. 崩漏，符合血虚有寒病机的，用芎归胶艾汤。

3. 崩漏伴有黑经的类型，用芎归胶艾汤。

4. 女性生孩子后出血不止，或孕妇出血伴有肚子疼，要考虑芎归胶艾汤。

5. 女性子宫肌瘤出血，伴有脉无力怕冷或黑血块的，用芎归胶艾汤（用优质黄酒煮）。湿热类型用龙胆泻肝丸。

6. 不论男女，脉无力，出血颜色黑，不论出血位置，符合血虚有寒病机的，用芎归胶艾汤。

7. 脉无力，出血颜色黑，考虑芎归胶艾汤。

8. 芎归胶艾汤的服药方法，最好月经来开始吃，月经走则停药，连续吃三个月经周期。

9. 芎归胶艾汤，舌质淡时用熟地，舌质红时用生地，有口苦加黄芩，吃了凉东西难受加干姜。

10. 妇人三篇里有近三分之一处方用酒煮，分别是当归散、白术散、土瓜根散、红蓝花酒、下瘀血汤、芎归胶艾汤、当归芍药散、肾气丸。

搏指脉（弹指脉）

一、网络课讲稿

今天我们讲课的题目是搏指脉，又叫弹指脉。我在临床经常见到这样的病人，尤其是在一些癌症病人当中，非常的常见。我没有做过详细的统计，但是一半以上的癌症病人都是搏指脉、弹指脉。我现在也有经验了，癌症病人通过治疗以后，搏指脉、弹指脉消失了，脉平和了，脉的力量不那么吓人了，就说明癌症得到了控制，症状减轻，指标下降，肿块缩小，病情稳定。这些搏指脉、弹指脉的特点都是一样的，就是通过治疗之后，力量下降了，脉变得平和了，这个病肯定是在好转或者痊愈。

跟诊的学员我都教过他们，教大家认识这个脉，认识这个脉也非常简单。以前总觉得脉不好讲，光用语言不好表达，但搏指脉可以通过语言来教给大家。就是三个手指把到病人的脉以后，他的脉力量非常大，你能看到他的脉把你的手指都弹起来了，就是一动一动的，如果能够看到你的手指的跳动，这个就叫搏指脉、弹指脉，说明它的力量是非常的大。

搏指脉，我每周在郑州坐诊都会碰到好几个。如果要讲清楚它的特点、它的特征、它的治疗，我们需要专门讲一节课。搏指脉在癌症里面具有重大的价值，当然其他病也会见到搏指脉，不能把搏指脉与癌症画等号。因为不是所有的癌症都是搏指脉，也不是所有的搏指脉都是癌症。

　　给大家先说一个概念，防止误导大家。搏指脉在临床上分两种，一种叫真正有力量的；一种是没有力量的。

　　怎么判断？怎么鉴别？我给大家说一个方法，非常的简单，三个手指同时把脉的时候，确定了搏指脉之后，我们抬起两个手指，一般只用中指把关脉，这个时候脉突然变得没有劲了，没有力量了，这个时候是无力的搏指脉。用三个手指把脉，确定为搏指脉之后抬起两个手指，剩下中指去把脉，脉仍然有力量，我们叫它为真正有力的搏指脉。实质上我认为这个脉这个时候叫洪脉。这个真正有力量的洪脉，它的常见处方是白虎汤，白虎加人参汤，归纳为石膏剂。三个手指把脉的时候，确定为搏指脉，只剩下一个手指的时候，感到突然没有力量了，和芤脉非常的相像，这个没有力量的无力的脉象，它是虚证，可以把它认为是革脉。

　　那么什么叫做芤脉呢？你记住这个芤脉的病人把上去是不搏指的。芤脉就是你三个手指把上去，它就是无力的，就是没有力量的。单个手指把上去，仍然也是没有力量的。它的脉中间是空的，又叫葱管脉。什么叫葱管脉？你弄一根葱叶，手往上一按，下面是空的，就是有一种落空感，这个就叫芤脉。那么对搏指脉、弹指脉这种没有力量的革脉来讲，必须要大补。

　　当然在金匮要略里面还提到了一个处方，一会也给大家说一下。金匮要略第22篇"寸口脉弦而大，弦则为减，大则为芤，减则为寒，芤则为虚，寒虚相搏，此名曰革，妇人则半产漏下，旋覆花汤主之。"

　　这个条文一共出现过3次，在虚劳病的第6篇，出血病的第16篇，金匮要略的第22篇，后面应该再加一句，"男子则亡血失精"。我们在上面谈到了搏指脉、弹指脉，那么就必须谈一个脉象，叫大脉。大脉实际上也分两种，第一种是大脉脉有力，第二种是大脉脉无力。在伤寒论里面，"伤寒三日，阳明脉大"，这个时候的大脉是有力的，也是用白虎汤系列，石膏剂来治疗。在虚劳病第6篇里面，"男子平人，脉大为劳"，这里的脉大就是大脉，而且脉是无力的，实际上就是芤脉。这样咱们就搞得很清楚了。大脉脉有力，它又是搏指脉的时候，这个时候叫洪脉，是实证，需要泻，白虎汤为代表。大脉脉无力，又是搏指脉的时候，叫革脉，这个时候必须要补了。大脉有力，它不搏指，它还是叫大脉。如果一个大脉脉无力，不搏指，这个时候叫芤脉。

现在讲搏指脉，脉无力的治疗。

下面讲治疗的情况。

📖 案例1

有一个 26 岁的女性，确诊为脑胶质瘤，手术三次都复发了。这次复发以后她真的不想再做手术了，而且她也很清楚再做手术下一次还是复发，一个是经济的问题，一个是身体能不能承受。脑部的胶质瘤手术有一个特点，就是每一次复发的时间都缩短了，越长越快了。病人就要求中医治疗，病人的要求也不高，能控制住就行。实在控制不了了，她再手术，她说能拖几天算几天，反正做了它也要再长的，要再复发的。

说内心话，我心里压力也非常大，这个病人就诊的时候我推了两三次，实在推不了。病人和家属要求中医治疗的愿望非常迫切。

这个病人就是搏指脉，两个手都是搏指脉，把着病人脉的时候，能看到手指"梆梆梆"在跳，但是我剩下一个中指的时候，脉突然就变得没有力量。脉无力，说明什么呀？说明这个病人是虚证，她需要补。我做了腹诊，腹诊的时候耻骨上压痛。病人脉无力，耻骨上压痛，是虚劳病，选择了大黄䗪虫丸。

考虑到病人年轻，病情危险，脑胶质瘤是会威胁病人生命的疾病，需要快见效，所以我让她买同仁堂生产的大黄䗪虫丸，每次吃 8 丸，一天两次，用优质的黄酒来煮，煮化了以后服用，煮的时候不能盖盖儿。

病人吃上药以后就开始拉肚子了，拉的黑水。她自己说拉黑水非常多，有时候一天大便五六次。大便前有点难受，肚子有点不舒服，肚子咕噜噜响，肚子有点疼，然后赶紧上卫生间，到了卫生间"哗啦啦"一大便，然后就不难受了。提前就给她讲了，说吃了以后要拉肚子，拉肚子前有点难受，拉肚子后就不难受了。这是排毒的，把你体内的垃圾毒素都排出去，你就好了。

吃了两个月药，这中间病人并没有觉得难受，而且感觉挺好的，她吃了两个月以后去复查，脑胶质瘤明显缩小了，此后又吃药，有时候吃，有时候不吃，间断用药，最终脑胶质瘤消失了，这个病人就靠这一样药治好了。

这个病人搏指脉是脉无力类型的，用虚劳病里面去瘀血的大黄䗪虫丸治好了，这是一个成功的病案。

问答

1 问：老师，大黄䗪虫丸的腹诊部位就在耻骨上吗，还是脐下结合脉诊？

张庆军回答：大黄䗪虫丸的腹诊部位是耻骨上压痛，脉无力。

2 问：老师，如果是芤脉，就按芤脉的病脉证治思路治是吗？

张庆军回答：是的。

3 问：用真武汤考虑舌苔水滑吗？

张庆军回答：必须考虑。

4 问：老师，在什么情况下可以用鳖甲煎丸？

张庆军回答：脉弦，肝胆经肿瘤。

5 问：

（1）把中成药放到黄酒里煮着喝？

张庆军回答：是的。

（2）药丸煮化开就行吗？

张庆军回答：是的。

6 问：

（1）老师好！旋覆花汤是不是算虚劳病处方？

张庆军回答：应该算。

（2）旋覆花汤里面的葱用的是什么葱，用几根，谢谢了！

张庆军回答：是青葱，三根，就是青葱管。

7 时光浅影：大黄䗪虫丸可用于所有的肿瘤吗？

张庆军回答：不可以。

8 佚名：如果患者没有耻骨压痛，脑胶质瘤用阳和汤可行否？

张庆军回答：需要再辨证。

9 问：张老师，加黄酒和细辛的时候，您要求开盖，经方原文并没有这个要求，我有点困惑。

张庆军回答：用黄酒时，药里有细辛时，煮药时不能盖盖儿。这是临床经验。

好了咱们接着讲课。

📖 案例2

男性，48岁，肝硬化腹水。多次住院治疗，病情日益严重，越来越厉害了，小便困难，腹水严重，下肢水肿。把脉以后搏指脉，然后用一个手指一按，脉无力，病人还腰疼。这个病人实际上是脉无力的搏指脉，再加上有腰疼症状，我们根据原文"虚劳腰痛，少腹拘急，小便不利者，八味肾气丸主之。"让病人用金匮肾气丸，北京同仁堂生产的。这个病人，当时他不太危险，他的危险程度没有上面的脑胶质瘤病人危险。

我当时让他用的是大蜜丸，没有用黄酒，因为他以前喝酒很厉害，但是你现在说让他用点黄酒，到时候万一出了事，你跟他说不清的，对不对？

当时这个病人我没有要求用黄酒，但是我让他吃的是大蜜丸，我没让他吃那个小丸，是因为大蜜丸效果好。他吃了一周之后小便逐渐顺畅了，顺畅以后他自己一点点减利尿药，就是氢氯噻嗪、螺内酯、呋塞米，他慢慢都停了。他坚持吃了 4、5 个月药，小便正常，肝腹水消失了。

问答

⑩ 问： 小丸不配黄酒，用淡盐水可以吗？

张庆军回答：可以。

⑪ 问： 老师，弹指脉有力无力也是看沉取吗？

张庆军回答：刚才说了，弹指脉你往上面一把的时候，它三个手指都是有力的，你只要用一个手指，你一按马上就无力了，当然你按到沉取的时候它也是无力的。

⑫ 问： 老师，这个病人腹水消失，肝硬化有改善吗？

张庆军回答：病人腹水消失以后，吃治疗肝硬化的药，需要 6 ～ 9 个月的时间，用硝石矾石散，我们现在治肝硬化成功率非常高，就是疗程比较长。

⑬ 问： 虚劳腰疼，少腹拘急，小便不利的，不管什么病，只要有这个症；都可以用八味肾气丸吗？

张庆军回答：必须确诊为虚劳病，然后在病里面去选择。咱们讲病脉证治，就是这个概念，要先定病。不定病，是没法选择的。

📖 案例3

有一个 28 岁的女性，她得了脊髓空洞症，自己觉得右肩膀麻木疼痛，而且有蚂蚁爬行的感觉，每天下午三点以后就会低烧，37.5～37.8℃左右。病人大便干燥，是搏指脉，但是一个手按的时候脉无力，叫革脉更准确，病人属于虚证。

病人脉无力，麻木，用黄芪桂枝五物汤。病人脉无力，有蚂蚁爬行的感觉，用防己黄芪汤。给大家说一下虚劳病里面大便有问题的，我们要考虑什么呀？小建中汤，下午低烧更加是小建中汤证，为什么呀？因为下午3点以后，属于申酉戌时，脉有力的情况下是阳明病，脉无力的情况下是太阴病。所以病人最后用的处方是：黄芪桂枝五物汤合防己黄芪汤合小建中汤。

【处方】黄芪 30g，桂枝 30g，生白芍 45g，生姜 60g，大枣 12 个，防己 15g，生白术 8g，炙甘草 8g，饴糖 100ml。

实际上生白芍应该用 60g 的，怕病人拉肚子用了 45g。有好多人用了生白芍以后确实拉肚子，当然这个病人大便干用 45g 是没有问题的。

饴糖好多地方是不备的，让病人上淘宝、京东去购买。病人吃了一星期以后体温就正常了，大便也正常了，半个月以后麻木明显减轻，蚁行感消失了，一共吃了 60 付，痊愈。

下面接着再来看下一个病案。

📖 案例4

一位女性，40 岁左右，全身都是症状，各种的不舒服，病人的脉是搏指脉。单手指按的时候没有力量，我们只讲这个类型的。诊断为虚症，虚劳病。病人又说几乎全年都在感冒中，这一次感冒好了以后没有几天，下一次感冒又来了，每一次感冒十天半个月，二十几天才能好，好了以后没几天又感冒了。

"虚劳诸不足，风气百疾，薯蓣丸主之。"我让这个病人在空腹的时候，就是空肚的时候，用黄酒来送服薯蓣丸，薯蓣丸是她上淘宝买的。每次 2 丸，每丸 3g，一天 3 次。让她用黄酒之前，专门问了她，说你以前喝过酒没有？说喝过。过敏不过敏？不过敏。那就好办了。然后吃了 5 个月，身体恢复了正常。

下面再谈一个病案。

📖 案例5

一位 30 岁的女性，主诉：心慌心跳，全身乏力，眼球突出。诊断为甲亢，脉诊：搏指脉，用一个手指按的时候无力，诊断为虚证类型的甲亢。处方用了炙甘草汤。大概吃了七八天就见效了，两个月以后症状消失，吃了五六个月以后，眼球的突出也消失了。关于搏指脉，严格来说现在我讲的有点早，为什么啊？因为有很多的思路正在验证当中。刚才给大家谈的这些病案都是虚劳病的处方，在时方里面也在验证一些方案，比如镇摄汤、人参养荣汤、补阳还五汤、龟鹿二仙胶、培元固本散等。

二、友新笔记

1. 搏指脉（弹指脉）

（1）临床应用：临床常见，尤其是癌症患者。

- 一半以上的癌症病人都是搏指脉。

癌症患者治疗后，搏指脉消失，则症状减轻，肿块减小，病情减轻，趋向好转。

（2）表现与分类

- 搏指脉的确定：三个手指把脉时，患者脉力量大，可以看到手指在随着脉搏而跳动。

①真正有力的搏指脉——相当于洪脉。用白虎汤／白虎加人参汤，石膏剂。

- 三个手指同时把脉，确定为搏指脉之后，抬起两个手指，只剩下中指，这时候一个手指把脉，脉仍有力，称为真正有力的搏指脉。

②没有力量的搏指脉——可认为革脉，属于虚证，必须要大补（类似芤脉，但芤脉不搏指）。

- 三个手指同时把脉，确定为搏指脉之后，抬起两个手指，只剩下中指，这时候一个手指把脉，脉变得无力了，这样的搏指脉叫无力的搏指脉。

- 金匮要略惊悸吐血下血胸满瘀血篇 8：寸口脉弦而大，弦则为减，大则为芤，减则为寒。芤则为虚，寒虚相搏，此名曰革。妇人则半产漏下，旋覆花汤主之。

  旋覆花汤算虚劳处方，用青葱 3 根。

- 上述条文出现在《金匮要略》虚劳病第 6 篇，出血病第 16 篇，妇人杂病第 22 篇，妇人则半产漏下，男子则亡血失精。

2. 大脉

（1）大脉：脉有力，属于洪脉。白虎汤系列，石膏剂。

- 186 条：伤寒三日，阳明脉大。

（2）大脉：脉无力，不搏指（实质为芤脉）。

- 金匮要略血痹虚劳篇：男子平人，脉大为劳。

脑胶质瘤

女，26 岁，脑胶质瘤，手术三次，都复发了。三指搏指脉，双手都是。单指脉无力，为虚证，需要补。腹诊耻骨上压痛。

【诊断思路】耻骨上压痛、脉无力，用大黄䗪虫丸。

【处方】大黄䗪虫丸（同仁堂），每次 8 丸，日 2 次。

用黄酒煮中成药，煮化服用，煮时不盖盖子。

服药后，拉肚子，拉的黑水，特别多。

大便 5 ~ 6 次 / 日，大便前肚子难受，大便后就不难受了。

两个月后复查，脑胶质瘤明显缩小。间断用药，最终肿瘤消失。

肝硬化腹水

男，48 岁，肝硬化腹水。多次住院，病情日益加重。小便困难，腹水严重，下肢水肿。三指搏指脉，单指脉无力，腰疼。

【处方】肾气丸。

《金匮要略》血痹虚劳病篇：虚劳腰痛，少腹拘急，小便不利者，八味肾气丸主之。

让患者用金匮肾气丸，北京同仁堂生产的大蜜丸效果更好。

服药一周后，小便顺利了。逐渐减量利尿药，吃了 4 个月，小便正常，肝腹水消失了。

腹水消失后，治疗肝硬化，用 6 ~ 9 个月的硝石矾石散。

病案3

脊髓空洞症

女，28岁，确诊为脊髓空洞症，右肩膀麻木疼痛，有蚂蚁爬行的感觉。每天下午三点以后发低烧。大便干燥，三指搏指脉，单指脉无力。

【处方】黄芪桂枝五物汤合防己黄芪汤合小建中汤。

黄芪30g，桂枝30g，生白芍45g，生姜60g，大枣12个，生白术8g，炙甘草8g，饴糖100ml。

实际上生白芍应该用60g的，怕病人拉肚子用了45g。

服药一星期后，体温正常，大便正常。半个月后麻木明显减轻，蚁行感消失，共60付后痊愈。

【讲解】

虚证，脉无力，麻木——黄芪桂枝五物汤。

虚证，脉无力，蚂蚁爬行——防己黄芪汤。

虚劳病，大便有问题的，考虑小建中汤。

虚劳病，下午三点后加重，考虑申酉戌时，实则阳明，虚则太阴，小建中汤。

病案4

全身各种不舒服

女，40多岁，全身各种不舒服。三指搏指脉，单指脉无力。几乎全年都在感冒。

【诊断】虚劳。

【处方】薯蓣丸。

金匮要略血痹虚劳篇 16：虚劳诸不足，风气百疾，薯蓣丸主之。

每次 2 丸，每丸 3g，一天 3 次，空腹用黄酒送服。五个月后，身体恢复正常。

病案 5

虚证甲亢

女，30 岁，心慌，心跳，全身乏力，眼球突出，诊断为甲亢。三指搏指脉，单指脉无力。

【处方】炙甘草汤。

服药 7 ~ 8 天减轻，2 个月消失，服药 5 个月眼球突出消失。

虚劳病时方补充：

镇摄汤，人参养荣汤，补阳还五汤，龟鹿二仙汤，培元固本散。

经验分享

● 什么情况用鳖甲煎丸？脉弦，肝胆经肿瘤。

三、友新医案

📖 搏指脉腰痛案

李某，女，80 岁，2023 年 4 月以"腰间盘突出"为主诉来诊，患者平素血压高，腰间盘突出、狭窄、滑脱，颈椎有斑块，甲状腺结节。症见：腰痛、搏指脉（无力）、大小便失禁。

病脉证治处方分析：

【病】虚劳病。

【脉】搏指脉（无力）。

【证】腰痛。

【治】金匮肾气丸、独活寄生丸。

【处方】中成药金匮肾气丸 2 盒，中成药独活寄生丸 2 盒。

【二诊】大便失禁消失，小便失禁减少，腰痛减轻，搏指脉；舌质淡。效不更方，继续服金匮肾气丸、独活寄生丸。

📖 搏指脉气短案

王某，女，62 岁，2024 年 4 月以"胸闷气短、说话累"为主诉来诊，

【症见】胸闷气短，头晕，说话多了就累，搏指脉（无力），舌质淡，苔白厚腻，边齿痕。

病脉证治处方分析：

【病】虚劳病（气虚）、胸痹病。

【脉】搏指脉（无力）。

【证】胸闷气短，说话累，齿痕舌；胸闷、舌苔厚腻；

【治】补阳还五汤、瓜蒌薤白半夏汤、橘枳姜汤。

【处方】新会陈皮 2g，川芎 2g，赤芍 2g，桃仁 2g，黄芪 80g，红花 2g，地龙 2g，当归 6g，瓜蒌 30g，薤白 15g，姜半夏 9g，陈皮 40g，枳实 9g，7 付，水煎服。

【二诊】胸闷气短减轻，头晕没改善，头迷迷糊糊的。搏指脉（无力），舌质淡，苔白厚腻，边齿痕，有唾液线。原方合上温胆汤去腻苔。

【处方】新会陈皮 2g，川芎 2g，赤芍 2g，桃仁 2g，黄芪 120g，红花 2g，地龙 2g，当归 6g，瓜蒌 20g，薤白 15g，姜半夏 9g，茯苓 9g，枳实

9g，竹茹 15g，陈皮 9g，大枣 10g，甘草片 6g，生姜 30g，7 剂，水煎服。

【三诊】胸闷气短减轻，头晕消失。效不更方，14 付，水煎服。

📖 搏指脉肝硬化案

王某，女，53 岁，以"肝硬化、腹胀吃不下"为主诉来诊，患者有乙肝病史，三年前家里的生意投资失败，心情郁闷，之后就开始饭量变小，慢慢地肚子就大起来了，肚子肉眼可见地臌胀，而且坚硬，能看到青筋怒张。

【症见】目前肝硬化、脾肿大，腹胀、肚子大，吃不下饭，身体极度消瘦，整个面部都是黑色的。顽固性便秘，半个月大便一次，大便色黑，坚硬无比，曾用大黄剂无效。下肢不浮肿，小便正常。舌上瘀斑，双手搏指脉（无力）。

病脉证治处方分析：

【病】虚劳病。

【脉】搏指脉（无力）。

【证】不能吃、面黑、大便黑、舌上瘀斑。

【治】大黄䗪虫丸。

【处方】大黄䗪虫丸（北京同仁堂），每日 1 丸，一日 2 次，小剂量长期服用，目的是缓中补虚。

服用 9 盒之后，大便不发黑了，说明瘀血排得差不多了。肚子也开始变软了，继续服用。

服用 12 盒之后，肚子彻底变软，大便不黑，两三天大便一次，脸色黑色也有减退。

医院检查肝硬化恢复得不错，脾肿大消失了。

【分析】肝硬化有下肢浮肿，小便不利的，属水臌。下肢不浮肿，小便正常，腹部青筋怒张的，属血臌，有瘀血。这个病人搏指脉，诊断为虚劳病，小便正常，排除肾气丸证，根据不能吃、面黑，舌上瘀斑，大便黑，选择大黄䗪虫丸治疗。临床上消瘦的病人，比如甲亢、糖尿病、结核、肿瘤等是最常见的虚劳病类型。

四、友新总结

 本节课程的知识点总结

1. 临床常见没有力量的搏指脉，尤其是癌症患者，一半以上的癌症病人都是搏指脉。癌症患者治疗后，搏指脉消失，则症状减轻，肿块减小，病情减轻，趋向好转。

2. 真正有力的搏指脉，相当于洪脉，用石膏剂，处方白虎汤或白虎加人参汤。

3. 没有力量的搏指脉，可认为革脉，属于虚证，必须要大补。

4. 无力的搏指脉，即三个手指同时把脉，确定为搏指脉之后，抬起两个手指，只剩下中指，这时候一个手指把脉，脉变得无力了。没有力量的搏指脉，从虚劳病论治。

本节课程相关知识点补充

1. 搏指脉虚劳病的常用经方有炙甘草汤、小建中汤、酸枣仁汤、大黄䗪虫丸、金匮肾气丸、桂枝加龙骨牡蛎汤和薯蓣丸。常用时方多用阴虚的镇肝熄风汤、气虚的补阳还五汤等。

2. 搏指脉确定为虚劳病后，通过问诊以明确处方。

3. 经方的选择：虚劳病伴脱发、多梦、自汗怕风的，选择桂枝加龙骨牡蛎汤。虚劳病伴心悸、出汗多、脉结代的，选择炙甘草汤。虚劳病伴有里急症状（即大小便憋不住，轻微下坠感）的，选择小建中汤或黄芪建中汤。虚劳病伴心烦、心悸的，选择小建中汤。虚劳病伴贫血身黄面色萎黄、小便正常的，选择小建中汤。虚劳病伴腰痛的，选择金匮肾气丸。虚劳病伴失眠、头痛，选择酸枣仁汤。虚劳病伴反复感冒的，选择薯蓣丸。虚劳病伴腹诊耻骨上压痛的，选择大黄䗪虫丸。

4 时方的选择：虚劳病伴面红如醉，血压高的，选择镇肝熄风汤。虚劳病伴动则喘促、上气不接下气的，考虑升陷汤。虚劳病伴气短、齿痕舌的，选择补阳还五汤。

5 通过病脉证治的精准选方，精确的选到每一个方，有就是有，没有就是没有。

6 另外，临床要治病求本，面对劳累引起的疾病，考虑气虚；面对熬夜引起的疾病，考虑阴虚；面对夫妻生活引起或加重的疾病，考虑肾虚；面对饥饿引起的疾病，考虑脾胃虚；面对吃多了引起的疾病，考虑食复，考虑枳实栀子豉汤（清浆水）加大黄的思路。

中成药治疗失眠

一、网络课讲稿

大家好，我们接着讲课，今天晚上讲课的内容是中成药治疗失眠。

📖 案例1

有一个 60 岁的女性，心里不安，天天都活在恐惧当中，最大的特点是什么呢？就是夜里睡觉的时候不能够听一点点的响声，听到以后就吓得从睡眠中醒过来了，醒来以后就很难入睡。根据她的描述，我的建议是安神定志丸。每次 9g，一天两次，吃 5 天停 5 天。大概吃了一个多月，睡眠好多了，恐惧感好多了，症状明显减轻。

安神定志丸的组成是：茯神，茯苓，远志，石菖蒲，人参，龙齿，朱砂。安神定志丸的应用要点，其他的都不用记，就记住这一句话，"夜里不能听响声"。我们学习中医要学习诊断和鉴别诊断，要学习应用要点。你记一大堆要点，记不住，也不会用，也用不好，偶然命中了一个也不算数。

安神定志丸的应用要点，夜里不能听响声，其实这样的失眠类型在临床上是可以经常碰得到的。病人会反反复复强调这一点。夜里睡觉一点声音都不能听，很小的声音都能听得见，听见以后就吓醒了，吓醒了就睡不着了。这样典型的特点，我们要用安神定志丸。其实病人当时看病的时候也是说了一大堆的症状，我把很多的无效症状给大家都过滤掉了，把特异性的症状给大家点出来、指出来，大家就学会了。

📖 案例2

有一位 41 岁的女性公务员，失眠很多年了，梦特别的多，闭上眼就是梦，什么时候醒了，什么时候才不做梦了，都是乱七八糟的梦，所以她的睡眠质量非常差，精神也不好，天天迷迷糊糊的。她自己说脑子都是浑的，她做梦做到啥程度？只要一闭上眼就是梦，哪怕就是几分钟，十几分钟，她也会做梦，所以她最大的苦恼就是梦，导致她的睡眠质量很差。处方：柏子养心丸。一次 6g，一天两次，早晚饭后服用。吃 5 天，停 5 天，她一个月以后反馈效果非常的好。

柏子养心丸的组成是：柏子仁，党参，黄芪，川芎，当归，茯苓，远志，酸枣仁，肉桂，五味子，半夏，炙甘草，朱砂。

柏子养心丸治疗失眠的要点是：闭上眼睛就做梦，一夜梦不停。当我们听到一个病人这样描述失眠特点的时候，我们很清楚地知道这是柏子养心丸证。

📖 案例3

一个 27 岁的女性，因为婚姻不顺利，心里烦，睡眠质量差，经常梦见恶鬼，自己说胸中烦热，这是她最苦恼的地方。舌尖红，脉数。根据病人的特点，我给她推荐了朱砂安神丸，吃 5 天停 5 天，吃了大概 3 盒以后，睡眠基本正常了。

朱砂安神丸出自《医学发明》。

朱砂安神丸治疗失眠的应用要点是舌尖红，胸中烦热，病人一定会有这样的描述。胸中烦热，这是朱砂安神丸在失眠当中的应用，我们要抓住每一个中成药的应用要点。朱砂安神丸的应用要点是舌尖红，胸中烦热，这是必备的症状。

📖 案例4

有一个男孩子，高二的学生，天天不分昼夜地学习，十分刻苦，用脑过度了。现在的学生，初中就很刻苦，到高中就更刻苦了，这些孩子们每天只能睡上 3 ～ 5 个小时，其他的时间都在学习。

这个学生用脑过度，出现什么情况？睡不着觉了，健忘，心里的痛苦就不用说了，他的舌尖红，舌苔腻。

处方：牛黄清心丸。一次一丸，一天 2 次，早晚饭后服用，吃 5 天，停 5 天，一个月以后症状消失。当然我也给学生本人，还有家长说了要减压、减负，要让孩子心理的压力减下来。

牛黄清心丸来自于《太平惠民和剂局方》，组成是：牛黄，犀角，羚羊角，麝香，冰片，朱砂，山药，人参，茯苓，白术，甘草，神曲，大枣，干姜，当归，白芍，川芎，阿胶，麦冬，防风，柴胡，杏仁，桔梗，豆卷，白蔹，黄芩，蒲黄，雄黄，肉桂。

这个药超级多，含有薯蓣丸的成分。

牛黄清心丸治疗失眠的特点是舌尖红，舌苔腻，健忘。

📖 案例5

一个 57 岁的男性，主诉是心慌失眠。在多处治疗没有效果，特别是咽干厉害，就是嗓子干得厉害，半夜经常因嗓子干醒来，干醒了以后必须得起床喝水，夜里能干醒两三次，本来睡眠就不好，嗓子又干又需要喝水，睡眠就更不好了。病人的舌质红，舌苔干燥。

我的建议是天王补心丸，一次一丸，一天两次。吃 5 天，停 5 天，一个月以后他的嗓子干就消失了，然后睡眠也恢复了正常。现在买不到天王补心丹，可以买到天王补心丸、天王补心片，效果都可以。

天王补心丹来自于《世医得效方》，组成是：生地，麦冬，五味子，党参，茯苓，柏子仁，酸枣仁，当归，丹参，桔梗，玄参，远志，朱砂。

天王补心丹的应用要点是：失眠心慌，伴有咽干。

📖 案例6

有一个 18 岁的男性，夜里无法入睡，耳鸣耳聋、头晕心慌，有时候会有幻听。这个病人用了什么呢？磁朱丸内服，早一次晚一次，一次 12g，温开水送服。大概是一个半月以后，他的幻听失眠、耳鸣都消失了。

磁朱丸来源于《审视瑶函》，组成：磁石，朱砂，神曲。

磁朱丸的应用要点是：失眠伴有耳鸣和精神症状。当然这个磁朱丸吃的时候也是要吃 5 天，停 5 天的。

问答

① 问：豆卷是啥？

张庆军回答：南方的药，可以用黄豆芽代替。

② 问：

（1）老师，为什么要停五天呢？

张庆军回答：上面这些药都含有朱砂，会蓄积中毒的。所以，为了安全，要求吃五天停五天。

（2）朱砂，如果自己用，如何安全用？

张庆军回答：可以外用。比如放枕头里，或者放口袋里。

③ 问：

（1）上面讲的中成药对脉有没有要求？

张庆军回答：对脉不太严格，有的会要求一下。

目前按我整理的要点用就可以。

（2）归脾丸治疗失眠应用要点是什么？

张庆军回答：心脾两虚。

❹ 问：吃五天停五天是不是因为有朱砂？

张庆军回答：是的。

❺ 问：老师，半夜易醒，这种现象算不算失眠？

张庆军回答：算。

❻ 问：老师，有的病人失眠，夜里口干，健忘，胸闷，梦多，醒后睡不着。

张庆军回答：血府逐瘀汤证的可能比较大。

❼ 问：老师，磁朱丸证有精神症状且必须也有耳鸣吗？有其中一个症状可以吗？

张庆军回答：必须有耳鸣。

❽ 问：老师好，除了停药，有没有其他解毒方法？

张庆军回答：我目前就这个办法。

❾ 问：脑力消耗过多以前推荐的是归脾汤，它和牛黄清心丸的鉴别点在哪？

张庆军回答：归脾丸，舌尖不红。牛黄清心丸，舌尖红。

好了，我们接着讲课，刚才上面的这些中成药它们都含有共同的一个药：朱砂。

我们来看一下《神农本草经》对朱砂是怎么描述的？神农本草经写的是丹砂，丹砂就是朱砂，丹就是红色的意思。

原文是"味甘，微寒，主身体五脏百病，养精神，安魂魄，益气明目，杀精魅邪恶鬼，久服通神明，不老。"

这里主要是解释一下魂魄，人的身体里面有三魂七魄，魂在肝脏里面，魄在肺脏里面，叫肝藏魂，肺藏魄。如果魂要是生病了，就会做梦、失眠，说梦话，胡言乱语。如果魄生病了，就会幻听幻视，哭笑无常。

魄生病了还有一个特殊情况，就是触觉、痛觉、温觉异常。这个给我解决了一个临床问题。什么问题？就是有一些糖尿病，偏瘫后遗症的病人，他们明明手脚摸着不凉，但是他自己却觉得冰凉，凉的受不了。从咱们中医的角度来讲，应该是魄出了问题。朱砂有安魂魄的作用，让魂和魄平静下来。

除此之外，朱砂还可以对于疑神疑鬼这一类患者起治疗作用。所以说有些失眠的病人，好像中邪了一样，有的人说见到狐狸精了，有的见到鬼了，这样就需要用到朱砂了。

朱砂是《神农本草经》的第一味药，非常的重要。含有朱砂的这些中成药，就是刚才我给大家讲的这些，治失眠的，像天王补心丹、朱砂安神丸、柏子养心丸、牛黄清心丸、磁朱丸、安神定志丸等等这一类的。

我们不要自己去制作这些药丸。

吃含有朱砂的中成药的时候，不要吃海带、紫菜。

我们每一期的网络班不是都只讲经方的，应该是 70% ~ 80% 的时候讲的经方，其他的时候会给大家讲一些时方。

📖 案例7

一个 36 岁的女性，自己说浅睡眠，睡了和没睡一个样，这个在临床上常见。有的病人说，我虽然睡了一夜，但我一分钟也没有睡，他是真的还是假的？开始我不相信，后来我相信了，真的，她一分钟也没睡。为啥？她是浅睡眠。这个病人的症状非常多，一大堆，失眠就不说了。还有一个特点，怕夜里，白天都不怕，她就怕过夜晚，从来不敢一个人睡觉。这个大家以后会碰到的，不敢一个人睡觉，必须身边有人。

这个病人用的安神温胆丸，一次一丸，一天三次，吃了一个月以后，症状明显好转。

📖 案例8

一个 31 岁的公司业务员，主诉是失眠心烦，焦虑不安。要求吃中成药治疗，他天天出差，不愿意喝汤药，我推荐了一个中成药，解郁安神颗粒，每次 5g，一天 3 次，温开水冲服，20 天以后他说效果超级的好。

解郁安神颗粒的组成：柴胡，郁金，栀子，胆南星，石菖蒲，远志，百合，酸枣仁，龙齿，浮小麦，甘草，大枣，半夏，当归，白术。

解郁安神颗粒的应用要点就是：失眠伴有焦虑。有效率还不错。

📖 案例9

一个 57 岁的男性，失眠，他每天夜里都要小便 4～5 次，睡着睡着就憋醒了，憋醒了就去小便，小便以后就得半个小时左右睡不着觉，睡眠质量非常差。用的是金匮肾气丸，淡盐水冲服，同仁堂生产的。20 天以后，夜里小便变成一次了，睡眠当然好多了。

今天晚上的课就讲到这里，大家有问题就问。

问答

🔟 问：老师，以上中成药有没有品牌要求？

张庆军回答：尽量选大厂家，比如，同仁堂生产的。

⑪ 问：恰到好处：磁朱丸证的耳鸣需要分是哪种耳鸣吗？

张庆军回答：不用。

⑫ 问：

（1）有些中成药吃时有效，停药又失眠，依赖性很大，怎么考虑？

张庆军回答：量小了。

（2）金匮肾气丸北方人吃就上火，腹诊无压痛，怎么办？谢谢老师！

张庆军回答：配合下瘀血汤。

二、友新笔记

1. 中成药治疗失眠应用要点

（1）安神定志丸：夜里不能听响声。

【组成】茯神，茯苓，远志，石菖蒲，人参，龙齿，朱砂。

（2）柏子养心丸：闭上眼睛就做梦，一夜梦不停。

【组成】柏子仁，党参，黄芪，川芎，当归，茯苓，远志，酸枣仁，肉桂，五味子，半夏，炙甘草，朱砂。

（3）朱砂安神丸：舌尖红，胸中烦热。

【组成】朱砂，黄连，甘草，生地，当归。

（4）牛黄清心丸：舌尖红，舌苔腻，健忘。成分含有薯蓣丸。

【组成】牛黄，犀角，羚羊角，麝香，冰片，朱砂，山药，人参，茯苓，白术，甘草，神曲，大枣，干姜，当归，白芍，川芎，阿胶，麦冬，防风，柴胡，杏仁，桔梗，豆卷，白蔹，黄芩，蒲黄，雄黄，肉桂。

（5）天王补心丸：失眠心慌，伴有咽干。

【组成】生地，麦冬，五味子，党参，茯苓，柏子仁，酸枣仁，当归，党参，桔梗，玄参，远志，朱砂。

（6）磁朱丸：失眠伴有耳鸣和精神症状。

【组成】磁石，朱砂，神曲。

（7）归脾丸：心脾两虚，脑力消耗过多导致的失眠。

【组成】党参、白术、炙黄芪、茯苓、远志、酸枣仁、龙眼肉、当归、木香、大枣。

（8）安神温胆丸：怕黑夜，不敢一个人睡觉／浅睡眠，睡了和没睡一个样。

【组成】制半夏、陈皮、竹茹、酸枣仁、枳实、远志、五味子、人参、熟地黄、茯苓、朱砂、甘草、大枣。

（9）解郁安神颗粒：失眠伴有焦虑。

【组成】柴胡，郁金，栀子，胆南星，石菖蒲，远志，百合，酸枣仁，龙齿，浮小麦，甘草，大枣，半夏，当归，白术。

（10）金匮肾气丸：失眠伴有夜尿多。

【鉴别】脑力消耗过多导致的失眠鉴别：

- 归脾丸——舌尖不红。

- 牛黄清心丸——舌尖红。

【注意】

①吃含有朱砂的中成药时，不要吃海带、紫菜等海产品。

②含朱砂的中成药，吃五天，停五天。

2.《神农本草经》对朱砂的解读

（1）朱砂是《神农本草经》中的第一味药。

（2）《神农本草经》原文：味甘，微寒。主身体五藏百病，养精神，安魂魄，益气，明目，杀精魅邪恶鬼。久服，通神明，不老。能化为汞。

①书中称为丹砂。

②肝藏魂，肺藏魄。

③魂生病——做梦，失眠，说梦话，胡言乱语。

④魄生病——幻听，幻视，哭笑无常，触觉，痛觉，温觉异常。

【拓展】从中医角度讲，糖尿病人明明手脚不凉，却自觉凉感，考虑魄的问题。

病案 1

夜间睡觉怕响声，难以入睡

女，60 岁，心里不安，天天活在恐惧之中。夜里睡觉有点响声就吓得醒来，醒来以后很难再入睡。

【处方】安神定志丸。每次 9g，日 2 次。

【组成】茯神，茯苓，远志，石菖蒲，人参，龙齿，朱砂。

【应用要点】夜里不能听响声。

吃五天，停五天，一个多月后，症状减轻。

病案 2

梦多

女，41 岁，公务员。失眠多年，梦特别多，闭上眼就做梦，直到睡醒梦才停止。睡眠质量差，精神不好，脑袋混。

【处方】柏子养心丸。一次 6g，日 2 次，早晚饭后服用。

【组成】柏子仁，党参，黄芪，川芎，当归，茯苓，远志，酸枣仁，肉桂，五味子，半夏，炙甘草，朱砂。

【应用要点】闭上眼睛就做梦，一夜梦不停。

吃五天，停五天，一个月后，症状减轻。

病案 3

舌尖红，胸中烦热

女，27 岁，因为婚姻不顺，经常心烦。睡眠质量差，经常梦见恶鬼。感觉胸中烦热。心慌害怕，舌尖红，脉数。

【处方】朱砂安神丸（出自《医学发明》）。

【组成】朱砂，黄连，甘草，生地，当归。

【应用要点】舌尖红，胸中烦热。

吃五天，停五天，吃了三盒后，睡眠基本正常。

病案 4

舌尖红，舌苔腻，健忘

男，高二学生，天天不分昼夜学习，十分刻苦，用脑过度，出现睡不着觉，健忘，舌尖红，舌苔腻。

【处方】牛黄清心丸（出自《太平惠民和剂局方》）1 次 1 丸，一日 2 次。

【组成】牛黄，犀角，羚羊角，麝香，冰片，朱砂，山药，人参，茯苓，白术，甘草，神曲，大枣，干姜，当归，白芍，川芎，阿胶，麦冬，防风，柴胡，杏仁，桔梗，豆卷，白蔹，黄芩，蒲黄，雄黄，肉桂。

【应用要点】舌尖红，舌苔腻，健忘。

吃五天，停五天，一个月后症状消失。

病案 5

心慌失眠，咽干明显

男，57 岁，心慌，失眠，多处治疗无效。咽干厉害，半夜会干醒，必须起床喝水，一夜干醒两三次，舌质红，舌苔干燥。

【处方】天王补心丸（出自《世医得效方》）。

【组成】生地，麦冬，五味子，党参，茯苓，柏子仁，酸枣仁，当归，党参，桔梗，玄参，远志，朱砂。

【应用要点】失眠心慌，伴有咽干。

吃五天，停五天，一个月后症状消失。

病案6

耳鸣失眠

男，18岁，夜里无法入睡。耳鸣，耳聋，头晕，心慌，有时会有幻听。

【处方】磁朱丸（出自《审视瑶函》）。

【组成】磁石，朱砂，神曲。

【应用要点】失眠伴有耳鸣和精神症状。

吃五天，停五天，一个半月后症状消失。

病案7

浅睡眠，睡了和没睡一个样

女，36岁，自诉是浅睡眠，睡了和没睡一个样。怕过夜晚，不敢一个人睡觉。

【处方】安神温胆丸。

【应用要点】怕黑夜，不敢一个人睡觉。

病案8

失眠伴焦虑

男，31岁，公司业务员，失眠，心烦，焦虑不安，天天出差。

【处方】解郁安神颗粒。

【组成】柴胡，郁金，栀子，胆南星，石菖蒲，远志，百合，酸枣仁，龙齿，浮小麦，甘草，大枣，半夏，当归，白术。

【应用要点】失眠伴有焦虑。

二十天后，症状消失。

病案 9

失眠伴尿频

男，57 岁，失眠，每天夜里都要小便四到五次，睡着睡着就憋醒了，憋醒了就去小便，睡眠质量非常差。

【处方】同仁堂生产的金匮肾气丸，用淡盐水冲服。

20 天以后，夜里小便变成一次，睡眠当然好多了。

【应用要点】失眠伴有夜尿多。

经验分享

- 失眠，夜里口干，健忘，胸闷，梦多，醒后睡不着，血府逐瘀汤证的可能比较大。
- 失眠伴蝉鸣那种耳鸣，失眠，没有精神症状，先吃甜梦胶囊，如果无效，再吃磁朱丸。

三、友新医案

柏子养心丸合解郁安神颗粒治疗焦虑多梦

李某，女，53 岁，2024 年 2 月以"失眠多梦"为主诉面诊。症见：入睡较难，容易焦虑，梦特别多，睡后不解乏。舌淡红，苔薄白，左脉无力，右脉有力。

根据左脉无力，失眠多梦，选择柏子养心丸。根据右脉有力，容易焦虑，入睡困难，选择解郁安神颗粒。

【处方】柏子养心丸合解郁安神颗粒各2盒，按说明服用。

【二诊】入睡困难减轻，多梦减轻，睡眠转沉。效不更方。

2024年5月，经儿媳妇反馈，患者失眠已愈，入睡已无困难，多梦明显改善，患者非常满意。

📖 柏子养心丸合血府逐瘀口服液治疗焦虑多梦

李某，女，51岁，2023年12月以"失眠多梦"为主诉来诊，因家中亲人离世，工作压力大等因素导致情绪抑郁。

【症见】入睡困难，翻来覆去，焦虑抑郁，梦多，白天精神差。舌暗，苔薄腻，左脉无力，右脉有力。腹诊左侧肋骨缘压痛。

根据左脉无力，失眠多梦，选择柏子养心丸。

根据右脉有力，入睡困难，翻来覆去，舌暗，腹诊左侧肋骨缘压痛，选择血府逐瘀口服液。

【处方】柏子养心丸合血府逐瘀口服液各2盒，按说明服用。

【二诊】所有症状均减轻，效不更方。

两种中成药又各服10盒，其后反馈痊愈。

四、友新总结

 本节课程的知识点总结

1. 安神定志丸用于夜里不能听响声。

2. 柏子养心丸用于闭上眼睛就做梦，一夜梦不停。

3. 朱砂安神丸用于舌尖红，胸中烦热。

4. 牛黄清心丸用于舌尖红，舌苔腻，健忘，脑力消耗过多导致的失眠。

5. 天王补心丸用于失眠心慌，伴有咽干。

6. 磁朱丸用于失眠伴有耳鸣和精神症状。

7. 归脾丸用于心脾两虚，脑力消耗过多导致的失眠，舌尖不红。

8. 安神温胆丸用于怕黑夜，不敢一个人睡觉，浅睡眠，睡了和没睡一个样。

9. 解郁安神颗粒用于失眠伴有焦虑。

10.金匮肾气丸用于失眠伴有夜尿多。

本节课程相关知识点补充

1. 血府逐瘀口服液多用于工作压力大、紧张焦虑的失眠，常见于中青年女性，老年女性如短期遇情志刺激的事件也可使用。使用要点在于舌质暗，或腹诊肋骨缘压痛，或失眠伴反复颠倒不得眠，用栀子豉汤无效人群。

2. 腹诊有血府逐瘀汤证的失眠患者，常伴见失眠多梦，左脉弱，面对这类血虚焦虑的失眠患者，笔者常血府逐瘀口服液与柏子养心丸同用，取得很好的效果。

3　虚证失眠的患者，有些会强调心悸伴听到心跳声音的症状，此时在选择失眠处方的同时，可以合用同仁堂的养血安神丸，从而改善"听到心跳声音"的表现。

4　失眠的治疗较复杂，除了常用的中成药，还要学会诸多经方和时方，经方如三阳合病的柴胡加龙骨牡蛎汤、厥阴病的乌梅丸、少阴病的黄连阿胶汤、阳明病的栀子豉汤 / 栀子厚朴汤、百合病的百合地黄汤，时方如归脾汤、黄连温胆汤、血府逐瘀汤等等。这需要我们学好病脉证治体系，并补充经典时方应用要点的学习。学中医就要不断地学习和积累，不断地补充，才能更好地应用于临床。

第八讲

妇科病医案讲解

一、网络课讲稿

大家好，我们今天讲课。

📖 案例1

有一个49岁的女性，主诉是：更年期综合征。症状是什么呢？严重失眠，没有办法入睡，阵发性潮红出汗，心烦，爱哭，全身难受，心慌，恶心想吐等等，有很多的症状。这是更年期综合征，症状千奇百怪，身体各个系统都会出现紊乱，当时给她开了7天的更年期大合方。

更年期大合方有效率比较高，她很典型，年龄49岁，阵发性潮红汗出，确诊是没有问题的，所以就开了一星期的药。

病人吃药以后症状缓解比较明显，但是还留下一些症状。留下什么症状呢？心烦、恶心，这个解决的不太好，但比以前也轻了，效不更方，这是我的一个大原则。又吃了7天的更年期大合方，心烦、恶心没有继续减轻，别的症状都消失了，根据效不更方，不效就更方这个原则，调整了处方。

调整成了什么处方？竹皮大丸，竹茹20g，生石膏20g，桂枝10g，生甘草40g，白薇5g，大枣6个，又开了一星期的。

吃药以后，心烦、恶心迅速消失，然后又吃了7天巩固。应用竹皮大丸的要点是什么呀？更年期综合征心烦加恶心，为什么要这样用呢？因为竹皮大丸的应用要点是什么呀？"烦乱呕逆"。

更年期综合征，正好是精神症状的"心烦"，然后又加上消化道症状的"恶心"，所以选择了竹皮大丸。

这个病例治好以后我进行了反思，更年期大合方为什么对这个病人的症状没有达到非常理想的程度呢？应该是缺了石膏、竹茹这些清热药物。

更年期大合方修订版：

仙茅 9g，仙灵脾 9g，巴戟天 9g，当归 9g，黄柏 6g，知母 6g，柴胡 24g，黄芩 9g，生龙骨 30g，生牡蛎 30g，滑石 6g，党参 6g，桂枝 6g，茯苓 6g，姜半夏 6g，大黄 1g，炒酸枣仁 20g，川芎 6g，淮小麦 50g，大枣 3 个，白薇 3g，甘草 6g，百合 30g，生地 15g，代赭石 30g。

配合血府逐瘀口服液一起吃。

现在把更年期综合征总结一下。

更年期综合征我建议大家首选什么呀？更年期大合方，这是效果非常好的一个方案，成熟方案，不仅仅我在临床上大量的验证，咱们的好多学员也验证过，但是它不可能是百分百有效，对不对？

更年期综合征治疗首选更年期大合方，其次根据病情选择温经汤、竹皮大丸、柴胡桂枝汤、柴胡桂枝干姜汤合当归芍药散等。

📖 案例2

有一个 30 岁的女性，生了一个儿子，一个女儿，主诉是什么呢？每次例假之前心烦，心中不安，同时还有干呕的现象。例假正常，也没有痛经，小肚子也不凉，吃饭、睡眠、大小便都正常，病人的舌质红。用过百合地黄汤、甘麦大枣汤、二仙汤等等，效果都不太好。

那么改方，改成什么呀？竹皮大丸。

竹茹 20g，生石膏 20g，白薇 5g，桂枝 10g，生甘草 30g，大枣 9 个。

用法是每次的例假前吃 5 付药，每个月就吃 5 天。第一个周期前，她吃了五天以后症状就消失了，后来一共吃了三个月经周期，痊愈了，没有复发。这个病人也有精神症状，而且与例假密切相关，她用了其他的方案，效果都不好。后来根据什么呢？根据心烦、干呕，然后用了竹皮大丸，用了竹皮大丸之后彻底治愈了。这个病的病名叫经前烦乱综合征，第一个病案咱们讲的更年期综合征，第二个病案讲了经前烦乱综合征。

📖 案例3

一个 27 岁的女性，生孩子后两个月，正在哺乳期，结果受凉以后发烧了，大概 38℃左右，头晕，没劲儿，恶心，不想吃饭，同时还有心烦，心里觉得急躁，光想发火。脉肯定是数的，脉数在发热的病人上面其实是没有什么价值的，因为所有发烧的病人，他的脉都是数的对不对？体温每升高 1℃，心跳增加 10 次嘛。

根据病人心烦恶心，用了竹皮大丸，吃了 3 付以后症状就消失了，关键是没有影响乳汁的分泌。大家要记住，竹皮大丸是不影响乳汁分泌的。最开始我是有这方面担心的，因为里面有石膏，病人吃了石膏以后会不会乳汁就变少了？或者乳汁就变没有了？这也是个大问题啊，竹皮大丸里面的甘草，要用生甘草，而且一定要用大枣，必须把大枣也加上，另外生甘草的剂量在这个处方里面是剂量最大的。

📖 案例4

一个 42 岁的女性，主诉是失眠，伴随症状是心烦意乱、恶心呕吐、不想吃饭、全身乏力、精神疲惫。她已经吃了西药安眠类的药物，她感觉虽然说吃完那个药能睡，但是睡了以后她浑身难受，感觉自己睡得不踏实，而且她吃完西药以后，虽然说晚上睡了，但第二天感觉精神非常差，提不起一点劲儿。

总之，不吃西药帮助睡眠不行，吃了也不行，这是她个人的描述，所以她就要求中医治疗。根据她心烦意乱、恶心呕吐用了竹皮大丸。5 天以后，失眠明显改善，病人把安眠药减量，大概半个月以后，几乎所有的症状都消失了，效果还是非常满意的。病人以失眠为主诉，失眠也是精神类的疾病，根据病人心烦加呕吐，用了竹皮大丸迅速治愈。

问答

1 问：请问张老师更年期大合方修订版为何没有把竹皮大丸加进去呢？

张庆军回答：因为竹皮大丸证在更年期综合征里不是经常出现的类型。

2 问：问个其他问题，口酸口涩都算口苦吗？

张庆军回答：算。

3 问：竹皮大丸脉象舌象？

张庆军回答：这个处方没有脉象和舌象的要求。

4 问：老师，竹皮大丸用不用和小柴胡汤鉴别，小柴胡证有"心烦喜呕"？

张庆军回答：小柴胡汤的呕是呕吐后舒服。竹皮大丸是干呕，非常难受。

5 问：和之前的大合方，主要差别是哪里？加了清热的药吗？

张庆军回答：是的。

6 问：张老师好！男性有没有更年期？能不能用上面处方？谢谢了！

张庆军回答：男性也有，不过不明显，和女性治疗不一样。

7 问：老师，白薇有的患者服用后有恶心呕吐，如何安全使用？

张庆军回答：剂量减小就不会有副作用了。

8 问：老师，更年期大合方中，酸枣仁太贵了，可以用其他药替代吗？

张庆军回答：用山萸肉代替吧。

9 问：竹皮大丸是经前吃五付，不是经期吃吗？

张庆军回答：治疗经前烦乱综合征时经前吃，其他的没有这样要求啊。

10 问：竹皮大丸是单独使用还是合上更年期大合方一起使用？

张庆军回答：单独用。

11 问：只要有干呕、心烦就可以用竹皮大丸吗？

张庆军回答：是的。这你就学会用竹皮大丸了。

12 问：妊娠期呕吐能不能用竹皮大丸？

张庆军回答：可以用。如果心烦，更加可以用。

📖 案例5

一个 38 岁的女性，得病十来年了。什么病呢？自从生了孩子以后就得病了。有的人病史非常的清楚。她这个情况，心里不开心，总是闷闷不乐，吃饭也不太好，诊断为产后抑郁症，这产后抑郁症十来年了，时间真长。当然我治好的产后抑郁症也很多。

有的是生了孩子就得了，有的是生了孩子一两年得了，这个十来年的，少见。

用了柴胡加龙骨牡蛎汤，用了甘麦大枣汤，还有一些其他的处方，都没有什么效果。后来给这个病人用竹皮大丸，5 天明显见效，20 付痊愈，以后没有复发。病人病了十来年，吃了 20 付就好了。

竹茹 20g，生石膏 20g，桂枝 10g，生甘草 40g，白薇 5g，大枣 9 个。

她的病和生孩子有关，而且属于什么呀？属于精神类的问题。产后篇，大家看一下产后篇，产后篇的问题有什么呀？有肚子疼、发烧、下痢、四肢热，治疗产后精神问题的只有一个方，只有竹皮大丸，所以这个病人根据她的情况诊断为产后病之后，自然而然地就选择了竹皮大丸。

病脉证治，病在第一位，一直给大家讲，把病先搞清楚。治病是吧？连人家什么病都搞不清，怎么给人家治病。我们搞经方就要把金匮病、伤寒病搞清楚。这个病人诊断什么病啊？产后病。产后病里面的什么问题？精神类的问题，就一个方，竹皮大丸。

而且大家也看到了，病了十来年，吃了 20 付就好了，是不是？并不是说她病了十来年就得吃十来年的药，也是可以迅速治愈的，关键是什么呀？要诊断正确。

📖 案例6

一位 23 岁的女性，生了孩子以后心烦意乱 3 个月，她自己说不行了，要发疯了。婆家人对她百般谦让也没用，她动不动就发火，心里烦躁的不得了，还恶心干呕。但是她又吐不出什么东西，诊断为产后抑郁症，因为要喂奶，诊断了产后抑郁症，她也不敢吃西药。为什么呀？怕影响孩子。我给她用了竹皮大丸，一付明显见效，三付症状全部消失。

产后抑郁症的首选方是什么呀？竹皮大丸，也叫产后抑郁症第一方竹皮大丸。不但效果好，吃了以后也不影响乳汁的分泌，对孩子也没有副作用。

产后抑郁症我治的例子比较多，上百例是有的，特别生了小孩在哺乳期的，一般就用 3 天药，好了以后就不吃了。她要喂奶是吧？怕影响孩子，实际上没有啥影响，但是要考虑到现代人的心理需要，就让她断了三天的奶，让孩子吃奶粉，三天以后她好了，好了以后再接着喂奶，也不吃中药了。

问答

⑬ 问：更年期大合方有哪些症状就可以用了呢？都需要配合血府逐瘀胶囊一起吃吗？

张庆军回答：中老年女性阵发性潮红汗出就可以用了。都需要配血府逐瘀口服液一起吃。

14 问：老师，更年期关节痛的也可以直接用更年期大合方吗？

张庆军回答：可以。

15 问：老师好，产后爱吐痰算不算竹皮大丸症？

张庆军回答：不算。

16 问：竹皮大丸对脉有要求吗？有力无力？

张庆军回答：没有。

《金匮要略》里面的好多处方，对脉象、对舌苔都没有任何要求，这个竹皮大丸就是这样的。

所以金匮病和伤寒病必须得分开，大家一定要牢牢记住这一点。

17 问：老师，有些产后抑郁症伴有头痛、失眠，需要对症加药吗？

张庆军回答：不需要。

18 问：

（1）老师，"乳中虚"如何理解？

张庆军回答：可以理解为生孩子后身体虚弱。

（2）原文治疗烦乱，这里治疗"产后抑郁"，是因为这是金匮产后病里精神方面的处方？

张庆军回答：是的。

19 问：张老师，只要诊断出产后病，无论是心烦失眠还是其他的症状，都选用竹皮大丸吗？

张庆军回答：看来大家还没有理解竹皮大丸证的本质是什么？是心烦加恶心、干呕、食欲不振。

其他的失眠很多是不伴有消化道的症状的，所以竹皮大丸治疗的这个类型是什么呀？心烦加干呕，心烦加恶心。

竹皮大丸最根本的特点是"烦加呕"，就是心烦加恶心干呕。

所以患者有没有失眠都没有什么关系，就是心烦的问题对不对？不能把应用指征扩大化或者缩小化，一定要最本质的那个东西，无论男性女性，只是说在产后的这个情况里，我给大家指出来了。

对妇科来说，要考虑到更年期综合征，要考虑到经前烦乱综合征，要考虑到产后抑郁症，这样给大家举了一些例子，是最常见的情况。

⑳ 问：老师打嗝算干呕吗？

张庆军回答：不算。

这个干呕就是恶心。那打嗝的病人，他是不恶心的，呃逆的病人也不恶心的，咳嗽、喘的病人也是不恶心的。

📖 **案例7**

一个 33 岁的女性，已婚，主诉每次例假的前 5 天心烦不安，心烦意乱，反复发作，同时也不想吃饭，光想发火。用过好多方法都没有效，为什么没有效？因为很多医生可能一辈子也不用竹皮大丸，但是临床有没有竹皮大丸这个证呢？肯定是有的，特别像经前烦乱综合征，产后抑郁症非常常见。我给她用了竹皮大丸以后，每次例假前 6 天开始用药，吃了三个周期就痊愈了。

这个病案又讲了经前烦乱综合征，这都叫高效处方，首选处方。就是产后抑郁症，经前烦乱综合征首选什么呀？竹皮大丸。那你说所有的产后抑郁症，所有的经前烦乱综合征都是竹皮大丸证吗？不可能的事情。先把常见的、最重要的类型学会。我给大家讲了最本质的特点是什么呀？光心烦也不行，还得有消化道的症状，比如说吃饭不太好，恶心、干呕，只要见了心烦加干呕的，这个时候你用了竹皮大丸，把握是非常大的。

刚才咱们学员问了竹皮大丸能不能治疗乳腺的疾病？我个人认为，它对乳腺疾病的治疗效果是非常好的。

📖 案例8

一个 29 岁的女性，生孩子哺乳期间乳房胀疼，胀疼过好几次，经过各种的治疗缓解了。现在她不喂奶了，不哺乳了，结果又胀痛起来了，难受，这个时候用消炎药没有效果了。用什么呀？竹皮大丸。5 付以后，疼痛就消失了，没有感觉了，正常了，没有复发。这个案例表明了什么呀？表明了乳房的疾病，明显与哺乳有关的这些疾病，要用什么呀？竹皮大丸。

📖 案例9

下面再来谈一个案例，有一个 22 岁的女性，生了孩子以后，孩子不能吃奶，一吃奶她就心烦，不吃奶就没事。

她自己说得了怪病了。什么病？竹皮大丸证，3 付解决，这个与哺乳有关，吃了马上就好了。

📖 案例10

一个 30 岁的女性，生了孩子以后乳汁非常少，又过了几天乳汁更加少了，很担心。也做了催乳，也有效，过了几天乳汁又减少了。她生完孩子吃饭一直不太好，食欲不太好，心里还老是觉得憋着一股火。一听就知道什么啊？心烦加干呕，然后用什么呀？竹皮大丸，吃了 1 天乳汁就多了，吃了 7 天以后乳汁多的吃不完了。

下面对这节课做了一个总结：

1. 竹皮大丸应用要点是"烦加呕"。

2. 竹皮大丸是产后抑郁症首选方。

3. 竹皮大丸是经前烦乱综合征首选方。

4. 乳房疾病要考虑到竹皮大丸证的可能性。

二、友新笔记

1. 修订版更年期大合方

【组成】仙茅 9g，仙灵脾 9g，巴戟天 9g，当归 9g，黄柏 6g，知母 6g，柴胡 24g，黄芩 9g，生龙骨 30g，生牡蛎 30g，滑石 6g，党参 6g，桂枝 6g，茯苓 6g，姜半夏 6g，大黄 1～4g，酸枣仁 20g，川芎 6g，淮小麦 50g，大枣 3 个，白薇 3g，甘草 6g，百合 30g，生地 15g，代赭石 30g。

- 配合血府逐瘀胶囊一起吃。
- 本方吃到不太难受了，再吃五天停药。

2. 更年期综合征方案总结

（1）首选更年期大合方。

（2）温经汤。

（3）柴胡桂枝汤。

（4）柴胡桂枝干姜汤合当归芍药散。

（5）竹皮大丸。

3. 竹皮大丸

【组成】竹茹 20g，生石膏 20g，桂枝 10g，生甘草 40g，白薇 5g，大枣 6 个。

要用生甘草，剂量最大，一定要用大枣。

【竹皮大丸证的本质】（精神类症状）+ 心烦 + 恶心干呕（及食欲不振等消化道症状）。

注意打嗝不算干呕。

- 金匮要略妇人产后病篇 10：妇人乳中虚，烦乱呕逆，安中益气，竹皮大丸证主之。

【具体应用】

（1）金匮治疗产后精神问题，竹皮大丸是唯一处方。

（2）更年期综合征应用竹皮大丸的指征是：心烦恶心。

● 竹皮大丸证不是更年期经常出现的类型，使用时不合更年期大合方，单独使用。

（3）竹皮大丸是产后抑郁症首选方。

（4）竹皮大丸是经前烦乱综合征首选方。

（5）乳房疾病要考虑到竹皮大丸的可能性。

【其他】

（1）竹皮大丸用于产妇不影响乳汁分泌。

（2）竹皮大丸不要求脉象。

【鉴别】竹皮大丸证与小柴胡汤证的鉴别：

（1）小柴胡汤证——吐后舒服。

（2）竹皮大丸证——干呕，非常难受。

更年期心烦恶心

女，49岁，更年期综合征。严重失眠，无法入睡，阵发性潮红出汗，心烦，爱哭，全身难受，心慌，恶心想吐等。

【处方】更年期大合方。

服上方一周，诸证减轻，余下心烦，恶心。

二诊：原方一周。心烦，恶心未改善。

三诊：竹皮大丸，一周。

【处方】竹茹20g，生石膏20g，桂枝10g，生甘草40g，白薇5g，大枣

6个。

服药后，心烦恶心迅速消失，又服 7 天巩固。

【应用要点】

更年期综合征 + 心烦恶心→竹皮大丸

恶心 / 呕吐等消化道症状 + 心烦→竹皮大丸

经前烦乱综合征

女，30 岁。生一儿一女。每次例假前，干呕心烦心中不安。例假正常，纳可眠安。舌红，曾用百合地黄汤、甘麦大枣汤等效果不佳。

【处方】竹皮大丸。

竹茹 20g，生石膏 20g，白薇 5g，桂枝 10g，生甘草 30g，大枣九个。

【用法】每次例假前吃五天。

第一个周期症状消失，共服三个月经周期。

【讲解】病人属精神类症状，根据心烦、干呕选用竹皮大丸。

产后受凉，头晕，心烦，恶心，急躁

女，27 岁，产后 2 月余，在哺乳期。受凉后发烧了。心烦，恶心，没劲，头晕，不想吃饭。急躁想发火。脉数。

【处方】竹皮大丸，三付症状消失，未影响哺乳。

【讲解】根据心烦、恶心选用竹皮大丸。竹皮大丸不影响乳汁分泌。

病案 4

失眠、心烦、恶心

女，42岁，失眠，伴随心烦意乱，不想吃饭，恶心呕吐。全身乏力，精神疲惫。

【处方】竹皮大丸，五付后失眠改善。半个月后所有症状消失。

竹茹 20g，生石膏 20g，桂枝 10g，生甘草 40g，白薇 5g，大枣 6 个。

【讲解】失眠也是精神类疾病，根据心烦、呕吐用竹皮大丸迅速治愈。

病案 5

产后抑郁症

女，38岁，生产后得病，据说十来年了。心里不开心，闷闷不乐。吃饭不好。西医诊断产后抑郁症。

【处方】竹皮大丸，五天见效，20 付痊愈。此后未复发。

竹茹 20g，生石膏 20g，桂枝 10g，生甘草 40g，白薇 5g，大枣 6 个。

【讲解】金匮治疗产后精神问题，竹皮大丸是唯一处方。

病案 6

产后抑郁症

女，23岁，生产后，心烦意乱，自诉要发疯了。动不动就发火，恶心干呕。诊断为产后抑郁症。

【处方】竹皮大丸，一付见效，三付症状消失。

【讲解】

1. 产后抑郁症第一方——竹皮大丸。不影响哺乳。

2. 竹皮大丸不要求脉象。

3. 打嗝不算干呕。

病案 7

经前烦乱综合征

女，33 岁，例假前五天，心烦意乱，恶心干呕。不想吃饭，只想发火。

【处方】竹皮大丸。

病案 8

哺乳期乳房胀痛

女，29 岁，生产后哺乳期间，乳房胀痛。哺乳期后，乳房又胀痛了。

【处方】竹皮大丸，五付痊愈。

【讲解】与哺乳有关的乳房疾病——考虑竹皮大丸。

病案 9

产后心烦

女，22 岁，产后，孩子不能吃奶，一吃奶就心烦。

【处方】竹皮大丸。3 付解决，症状全无。

病案 10

产后乳汁少

女，30岁，产后乳汁少。催乳刚开始有效，其后减少，吃饭不好，心里憋火。心烦干呕。

【处方】竹皮大丸，服药1天乳汁增多，服后7天，乳汁快速增多而停药。

经验分享

● 口酸口涩都算口苦。

● 男性的更年期和女性更年期治疗不一样。

● 更年期大合方中的酸枣仁可用山萸肉替代。

● 月经下不来：用生山楂煮水冲服鸡内金粉。

● 舌尖红 + 黄连。

三、友新医案

📖 神经衰弱案

赵某，女，42岁，2023年10月以"工作压力大、失眠"为主诉来诊。她自述工作强度大，竞争压力大，出现失眠焦虑。症见：失眠、心烦、恶心、不想吃饭、头晕乏力。

根据病人恶心，伴精神类症状心烦、失眠，诊断为竹皮大丸证。

【处方】生石膏30g，竹茹12g，桂枝6g，甘草15g，白薇3g。五付，水煎服。

【二诊】心烦、恶心消失，失眠减轻，效不更方，14付，水煎服。

其后反馈所有症状全部消失了。

【分析】心烦合并有消化道症状的，比如恶心干呕，食欲不振，要考虑竹皮大丸。临床上，竹皮大丸在治疗失眠、焦虑、抑郁、神经衰弱等病症上有十分明显的作用。

📖 产后抑郁症案

王某，女，29 岁，2023 年 8 月以"产后抑郁症、爱哭"为主诉来诊。症见：产后抑郁，爱哭，入睡难，恶心。多梦，记忆力差。双脉无力。

根据产后抑郁、入睡困难、恶心，选择竹皮大丸；根据爱哭选择甘麦大枣汤。根据产后病，双脉无力，选择中成药十全大补丸。

【治】竹皮大丸、甘麦大枣汤；中成药十全大补丸（北京同仁堂）。

【处方】竹茹 15g，生石膏 30g，桂枝 3g，甘草 21g，白薇 3g，淮小麦 100g，大枣 6 枚，炙甘草 6g。7 付，水煎服。

【二诊】不哭了，所有症状明显减轻，身上有力气了，入睡时间提前了。效不更方，14 付，水煎服。

四、友新总结

本节课程的知识点总结

1. 女性更年期，烘热汗出，首选更年期大合方。

2. 更年期综合征出现心烦恶心时，单独使用竹皮大丸，不与更年期大合方合用。

3. 竹皮大丸的本质是（精神类症状）＋心烦＋恶心干呕（及食欲不振等消化道症状）。

4. 产后精神问题，首选竹皮大丸。

5. 产后抑郁症，首选竹皮大丸。

6. 经前烦乱综合征，首选竹皮大丸。

7. 竹皮大丸服用后不影响乳汁分泌。

本节课程相关知识点补充

1 更年期大合方由二仙汤、柴胡加龙骨牡蛎汤、甘麦大枣汤、百合地黄汤、酸枣仁汤组成，常规用于更年期综合征的治疗，也可用于卵巢早衰的人群。更年期女性舌质舌苔变化多端，脉象也多是假脉，症状更是形形色色，因此，本方应用指征以阵发性潮红、出汗为准。使用本处方时，注意如舌质红，舌有裂纹，党参换西洋参，如舌苔比较淡，党参换人参；若心慌严重加大桂枝用量；若爱哭，加大淮小麦用量。

2 通过学习竹皮大丸的应用指征，拓展了更年期综合征、产后病的治疗思路。

3 关于妇科的治疗，还需要补充酒的使用。参照医圣的方法，女性的疾病，好多都是要用到酒，比如产后病两个处方红蓝花酒、下瘀血汤，都用酒直接煮，不加水的。比如妊娠病当归芍药散原方用散剂，要用酒来冲服。比如女性出血方芎归胶艾汤，要用酒煮药。我们临证处方建议酒和水各半，方法是煮中药的时候，把酒加进去，一半水，一半酒，一块煮。煮中药的时候关键就是不要盖盖儿，方便酒精挥发，必须煮够 20 分钟以上。酒的选择以黄酒为首选，黄酒可以选择女儿红，即墨老酒，绍兴黄酒等。

窦性心动过缓、虚劳感冒、失眠、膝关节积液医案讲解

一、网络课讲稿

大家好，我们今天继续讲课。

先来看病案。

📖 案例1

马某，男，70岁。

4月16日一诊。

症见：阵发性头晕；窦性心动过缓；偶发早搏；腿脚不凉，精神可；脉无力。

处方：麻黄附子细辛汤。

麻黄3g，黑附子9g，细辛3g。3剂。

4月23日，二诊，心率63次/分；舌苔水滑。

【处方】麻黄附子细辛汤合真武汤。

麻黄5g，黑附子9g，细辛3g，白术6g，白芍9g，茯苓9g，生姜9片。5剂。

5月14日，三诊，心率63次/分；脉结代；舌苔水滑。

【处方】麻黄附子细辛汤、真武汤、肾四味。

麻黄10g，黑附子9g，细辛3g，白术6g，白芍9g，茯苓9g，生姜9片，菟丝子15g，补骨脂15g，枸杞子15g，仙灵脾15g。5剂。

5月23日，四诊，心率68次/分。

【处方】麻黄附子细辛汤、真武汤、肾四味。

剂量同上次。

这个病人确诊为窦性心动过缓，他的心率低于60次/分以后，就出现症状了，需要治疗。有的病人50多次，有的病人40多次，我还治过一个38次的窦性过缓。心率慢是需要治疗的。症状主要是头懵、心慌，甚至晕厥，昏倒。病人出现晕厥就会非常的害怕，为啥啊？心脏跳着跳着，非常慢的那一刻，大脑的供血不足了，人就昏倒了，昏倒以后他又醒过来了，醒过来以后就害怕呀。你想万一他正在过马路呢，万一他正上楼梯呢？这都是非常危险的事情，所以病人迫切要求治疗。诊断是没有问题的，窦性心动过缓需要做心电图来确诊，一定要看心电图。

窦性心动过缓的特效处方是麻黄附子细辛汤。这个病人吃了麻黄附子细辛汤以后，心率就升到60次以上了，已经脱离危险了。原则上应该心率更快一些，因为63次如果不用药的话，可能还会掉到60次以下，所以后来又进行了一系列的治疗。第一次单纯用麻黄附子细辛汤，实际上病人就已经见效了。到第二次的时候，我觉得不太满意，把麻黄的剂量加大了。此外，又根据病人舌苔水滑，少阴病，合上了真武汤，合上真武汤以后，我觉得效果还没有达到我的理想，又加了肾四味。

肾四味就是枸杞、菟丝子、补骨脂、仙灵脾，每种用15g，或者每种用30g都可以，这四样一起用，这是李可老先生的经验，他说的是"万病不治，求之于肾"。其实李可老先生用的时候还会加上六个核桃打碎，然后一起煮。

当时这个我也忘了，没有加。

大家以后用的时候，除了肾四味之外，再加上核桃。后来心率升到 68 次了，本来我的理想是升到 72 次，后来看 68 次也行。要升到 72 次也是可以升到的。就是加大麻黄的剂量，就是靠麻黄来升心率。所以心率快的病人咱们是不要用麻黄的对不对？他本来心率都 130 了，150 了，你再用麻黄？多危险呐。大家记住这句话，心率快的人是不用麻黄的，而窦性心动过缓的病人是一定要用麻黄的。

这个病人第一次吃药的时候还发生了一个小故事。他煮的时间不够，煮了 15 分钟，吃了以后嘴麻，舌头麻，恶心呕吐，吐了五次，病人赶紧给我打电话。3g 的细辛，由于他煎煮的时间不够，病人就出了非常严重的副作用，让他赶紧停药喝蜂蜜水。等了两三天才又开始吃，也是多亏病人和病人家属的信任，最后这个病人治好了。窦性心动过缓，我治的多了，咱也不夸口，只要是窦性心动过缓的全部治好了。用的什么呀？麻黄附子细辛汤。

含有麻黄的中药最好都要求早上中午饭后喝，晚上不要喝。因为有的人晚上喝了以后，夜里兴奋睡不着觉。

"少阴病，始得之，反发热，脉沉者，麻黄附子细辛汤主之"，太少合病，就是太阳少阴合病。

真武汤的条文："少阴病，二三日不已，至四五日，腹痛，小便不利，四肢沉重疼痛，自下利者，此为有水气。其人或咳，或小便利，或下利，或呕者，真武汤主之。"

问答

1 问：

（1）麻黄需要先煎吗？

张庆军回答：先煎效果更好。

（2）脉有力的心率低可以用吗？

张庆军回答：可以用。

2 问：老师，患者如有先天性心脏病的心动过缓，口唇发乌黑的，怎么治？

张庆军回答：只要是窦性心动过缓就可以用。

3 问：万病不治，求之于肾，这个都通用吗？如何用呢，是不是效果不好，把肾四味加上？

张庆军回答：李可老先生就是这个意思。当然是慢性病。

4 问：张老师，本身出汗多，可以用麻黄吗？

张庆军回答：窦性心动过缓的病人不会出汗多的。

5 问：老师，天生的心动过缓，一分钟脉动 40 多下，几十年如此。45 岁以后出现心肌肥大。我给她用麻黄附子细辛汤，心率提升到 72 下。停药后，又回到 40 多下，但是没有不适了。现在不清楚这算治好没？

张庆军回答：只要没有难受，就是正常人，算治好了。

6 问：老师，老年女性，73 岁，心动过缓，伴有严重的心律失常。可以用麻黄附子细辛汤吗？心律失常如何调治呢？

张庆军回答：必须做心电图，是窦性心动过缓才能用。如果不是窦性的，不能用。刚才讲过了，必须做心电图，要看心电图上面的几个字，窦性心动过缓，就可以用麻黄附子细辛汤了，大家记住这一点就行了。病人通过我们的治疗是不需要装什么起搏器的，比起搏器的效果要好多了，而且很快。

接着讲课，这节课都是选了我 5 月份在郑州坐诊的成功病案。

📖 **案例2**

宋某，女，33 岁，3 月 18 日就诊。主诉：感冒。症见：打喷嚏；咳痰；

胃难受；芤脉；白带多；睡眠一般；舌质淡。

【处方】桂枝加龙骨牡蛎汤。

桂枝 9g，白芍 9g，炙甘草 6g，大枣 6 个，生姜 9 片，生龙骨 30g，生牡蛎 30g。5 剂。

3 月 25 日二诊。

感冒症状减轻，打喷嚏没有了，白带减少，咳嗽咳痰还有，怕风，出汗多。

【处方】桂枝加龙骨牡蛎汤合玉屏风。

桂枝 9g，白芍 9g，炙甘草 6g，大枣 6 个，生姜 9 片，生龙骨 30g，生牡蛎 30g，黄芪 12g，白术 6g，防风 3g。5 剂。

4 月 9 日三诊，咳嗽还有一点；芤脉；舌质淡。

【处方】桂枝加龙骨牡蛎汤加玉屏风。

剂量同上次。

这是一个感冒的病人，但是她的感冒不是普通的感冒。是什么感冒？虚劳感冒。临床感冒分两大类，一大类就是大家印象当中的普通感冒，另一类就是各种复杂的感冒。虚证的感冒，气虚的、血虚的、阴虚的、阳虚的，还有虚劳病人的感冒。虚人感冒的治疗是有特殊的要求的，就是必须得补，不补的话病人会缠绵不愈，产生各种各样的后遗症。

这个病人，我一把脉，是芤脉，脉无力，是一个葱管脉，诊断为虚劳病。病人感冒打喷嚏，用桂枝加龙骨牡蛎汤；到她二诊的时候，根据怕风出汗多，又加上了玉屏风，提高身体的免疫力，病人治疗的效果是非常好的。

为什么呀？像这样身体弱的感冒，像这样的一个情况，如果用发汗剂，用清热解毒剂，输消炎药，用麻黄剂等等，都会让病情加重恶化，造成难以想象的后果。千万不要认为感冒是个小病，对有些老年人，对身体虚弱的人来说，正确的治疗是非常关键的环节。

这个医案的知识点包括：第一，见了芤脉就是虚劳病；第二，虚劳病的感冒处方有两个，桂枝加龙骨牡蛎汤。还有三天两头感冒，全年都在感冒的，有的病人说一年几乎都是在感冒中度过的，如果是脉无力芤脉的话用什么呀？用薯蓣丸。有些学员说什么叫芤脉？芤脉就是葱管脉，你到家以后按一下那个葱管，然后你再按病人的脉就学会了。

关于这一方面的学习，大家跟诊的时候一定会碰到的，因为每周咱们都能碰到芤脉虚劳病的病人。

问答

7 问：这个患者用人参败毒散，或者荆防败毒散可以吗？

张庆军回答：可以。

虚证感冒，分清虚在哪里，就可以正确治疗了。经方可以治好，时方也可以治好。殊途同归。

8 问：虚劳病，吃桂枝加龙骨牡蛎汤，吃多久能治疗好？

张庆军回答：虚劳病，感冒很快可以治好。但要治好虚劳，至少6个月。

9 问：老师，脉大，脉硬，重按无力，算不算虚劳？

张庆军回答：算。

案例3

赵某，男，42岁，河南人。5月27日一诊，患者近半年失眠，心烦。半夜2～3点易醒；自觉疲乏无力，一身困重；同时伴有性功能障碍；平时容易紧张；容易受惊吓；有糖尿病病史。

六经问诊：又怕冷又怕热，容易出汗，口干，口不苦，大便干，手脚不凉，吃凉东西不难受，舌质淡，苔腻，舌苔两侧明显唾液线，脉数有力，腹诊无压痛。

【处方】柴胡加龙骨牡蛎汤、四逆散加蜈蚣、温胆汤加仙鹤草。

柴胡 24g，黄芩 9g，桂枝 9g，茯苓 9g，生龙骨 30g，生牡蛎 30g，代赭石 30g，清半夏 9g，大黄 3g，党参 9g；大枣 6 个；生姜 9 片，炒枳实 9g，白芍 9g，炙甘草 9g，蜈蚣 2 条，竹茹 15g，陈皮 9g，仙鹤草 30g。

7 剂，水煎服，日 1 剂分两次服。

6 月 3 日二诊：睡眠明显改善，性功能改善，舌淡苔腻，唾液线不明显了。效不更方，原方 7 剂巩固治疗。

病人有糖尿病，用仙鹤草，我先讲这些简单的知识点。容易紧张脉有力用四逆散，性功能障碍加蜈蚣。

由于当时跟诊的人比较多，病人说了一下有性功能障碍，具体的细节没有讲，根据这个情况直接加了蜈蚣。

舌头上有明显的唾液线，用温胆汤。

病人脉有力，又怕冷又怕热，柴胡剂。容易出汗，桂枝剂，大便干，大黄剂，所以用柴胡加龙骨牡蛎汤。

另外病人心烦加胆小脉有力，也是柴胡加龙骨牡蛎汤。

最后的处方是柴胡加龙骨牡蛎汤合四逆散合温胆汤加蜈蚣、仙鹤草。

107 条："伤寒八九日下之，胸满烦惊，小便不利，谵语，一身尽重不可转侧者，柴胡加龙骨牡蛎汤主之。"

吃了 7 天以后，睡眠明显好转，性功能也改善了，唾液线不明显了，效不更方，继续治疗。

这个病案的知识点有两个：第一，脉有力，爱紧张，用四逆散；第二，心烦加胆小等于柴胡加龙骨牡蛎汤。

心烦加恶心等于什么呢？竹皮大丸，昨天晚上刚刚讲过。糖尿病用仙鹤草，效果很好。

问答

⑩ 问： 老师，蜈蚣打粉，用不用去头脚？

张庆军回答：不用。

⑪ 问： 有唾液线，无腻苔，能否用温胆汤？

张庆军回答：可以用。

⑫ 问： 老年虚人伤寒无汗，前列腺肥大，不敢麻黄汤发汗。遇到这种应该怎么办？

张庆军回答：用荆芥防风代替。

⑬ 问： 柴胡加龙牡汤里面什么时候用代赭石，什么时候用滑石？

张庆军回答：一般情况都是代赭石，湿热时用滑石。

📖 案例4

姚某，女，45岁。5月20日一诊。主诉：膝关节积液和疼痛。患者反复膝关节积液；活动后膝关节疼痛；休息后减轻；吃饭正常；睡眠正常。有心烦。

六经问诊：不怕冷不怕热，出汗多；口不苦；大便粘；脚凉；膝盖凉；吃凉东西不难受；舌质淡苔薄白，脉有力，左少腹压痛。

【处方】大青龙汤加薏苡仁、益母草；桃核承气汤。

麻黄6g，桂枝9g，炙甘草6g，杏仁6g，石膏30g，生姜9片，大枣6个，薏苡仁30g，益母草30g，桃仁9g，大黄2g，芒硝6g。5剂，水煎服，日1剂，分两次服用。

5月27日二诊：服药后，膝关节积液消失；膝关节疼痛消失；左少腹压痛减轻。

效不更方，原方5剂巩固治疗。

我来讲一下这个病案。

先捡简单的情况讲。左少腹压痛，用桃核承气汤，这是腹诊的内容和应用。经过了很多病例的证明，左少腹压痛，用桃核承气汤是正确的。膝关节积液在金匮里面是什么病？溢饮病。为什么诊断为溢饮病呢？我给大家一点一点来讲，膝关节积液的特征是什么呀？膝关节的肿大。膝关节肿大的时候，按它是没有坑的。它又肿大，但它又没有坑，这个时候排除了什么病啊？排除了水气病。诊断为第 12 篇的痰饮病。痰饮病分四大类，其中四肢的痰饮病叫溢饮，所以膝关节积液就是金匮第 12 篇痰饮病里面的溢饮病。原文是：“饮水流行，归于四肢，当汗出而不汗出，身体疼重，谓之溢饮”。治疗呢？“病溢饮者，大青龙汤主之，小青龙汤亦主之”所以膝关节积液的治疗，要么大青龙汤，要么小青龙汤，如果是一个身体虚弱的呢？加补药。怎么鉴别大青龙汤证和小青龙汤证呢？凡是有烦躁的就用大青龙汤，没有烦躁的用小青龙汤。

大家看看 38 条原文，“太阳中风，脉浮紧、发热、恶寒、身疼痛、不汗出而烦躁者，大青龙汤主之......”所以大青龙汤证是有烦躁现象的。

第 40 条我们来看一下“伤寒表不解，心下有水气，干呕发热而咳，或渴，或利，或噎，或小便不利，少腹满，或喘者，小青龙汤主之。”原文里面小青龙汤证是没有提到烦躁的。根据上面的这些情况，膝关节积液是痰饮病里面的溢饮病，因为病人有心烦的症状，所以是溢饮病里面的大青龙汤证。

病人膝关节的积液加了薏苡仁、益母草来加强利水的力量。

最后病人的处方是：大青龙汤加薏苡仁、益母草，再合上桃核承气汤。

效果是 5 天以后膝关节积液就消失了，膝关节的疼痛也消失了，左少腹的压痛减轻。最后又给病人开了 5 天巩固治疗。

大家看根本不需要去抽水嘛，对不对？她一直抽水，抽了好多次，一直在反复，也没有治好。

这个病案的知识点有：第一，膝关节积液是溢饮病；第二，溢饮病的治疗方案有大青龙汤和小青龙汤；第三，大青龙汤证和小青龙汤证的鉴别点是大青龙汤证的病人烦躁。

问答

14 问：请问张老师，脉有力，四肢凉为何不用四逆散？

张庆军回答：有道理，应该合上。

15 问：

（1）滑膜炎肿胀的都是溢饮吗？

张庆军回答：是的。

（2）还是有积液算溢饮？

张庆军回答：是的。

16 问：老师，左少腹压痛用桃核承气汤适用于西医诊断的肠易激综合征吗？

张庆军回答：可以用啊，适用于任何病。

17 问：大腿以下肿是不是都算溢饮？

张庆军回答：是的。但是不能按出坑来。

18 问：那上肢关节肿也是溢饮？

张庆军回答：是的。给大家讲知识点，上肢肿也好，下肢肿也好，当然这个肿是不能按出坑来的。按出坑那叫水气病，按不出坑，它肿了胀了是吧？它是溢饮病。医圣就是这样规定的。

19 问：老师，很多膝关节肿大的病人，没有医院诊断书为积液。我们能判断为积液吗？

张庆军回答：膝关节肿大，你就按一下，如果按出来没有坑，就是溢饮病，跟西医诊断没有啥关系。我们不需要看他的报告单，像这个根本不需要看报告单的。

20 问：能按出坑的有啥病？

张庆军回答：当你见到一个水肿的病人，肾病的病人，心衰的病人，你一按那坑特别深。

21 问：一侧大腿肿，按不出坑，另一侧正常可以按溢饮吗？

张庆军回答：可以。除此之外，还要考虑瘀血。

二、友新笔记

1. 窦性心律过缓

【特效处方】麻黄附子细辛汤

（1）301条：少阴病，始得之，反发热脉沉者，麻黄附子细辛汤主之。

（2）要求早上中午饭后喝，晚上不喝，麻黄先煎效果更好。

（3）脉有力的心率过缓，也可以用麻黄附子细辛汤。

【其他】

（1）要求患者用心电图确定，如果不是窦性的，不能用。

（2）加强疗效，若舌苔水滑 + 真武汤。

- 少阴病，舌苔水滑——真武汤。

- 316条：少阴病，二三日不已，至四五日，腹痛，小便不利，四肢沉重疼痛，自下利者，此为有水气。其人或咳，或小便利，或下利，或呕者，真武汤主之。

（3）加强疗效，肾四味。

- 肾四味——枸杞子，菟丝子，补骨脂，仙灵脾，结合生核桃六个打碎同煮。

- 李可经验：万病不治，求之于肾。

2. 虚劳感冒

（1）虚证感冒必须得补，要分清虚在哪里。

（2）虚劳病诊断：芤脉。

（3）虚劳感冒有两个处方。

- 芤脉＋感冒——桂枝加龙骨牡蛎汤。

- 芤脉＋全年几乎都感冒——薯蓣丸。

（4）虚劳病的感冒恢复得快，但虚劳的治疗需要至少 6 个月。

3. 膝关节积液是溢饮病

（1）膝关节积液特征是膝关节肿大，按之无坑，排除水气病，诊断为痰饮病中的溢饮病。

- 金匮要略痰饮咳嗽篇 2：饮水流行，归于四肢，当汗出而不汗出，身体疼重，谓之溢饮。

（2）根据溢饮病，膝关节积液选择处方用大青龙汤／小青龙汤（身体虚弱加补药，脚凉加附子，有热加石膏）。

- 大青龙汤——有烦躁。

- 小青龙汤——无烦躁。

（3）其他：

- 上下肢肿，但按不出坑，都可以诊断为溢饮病。

- 滑膜炎肿胀算溢饮。

- 脚踝肿算溢饮。

- 一侧大腿肿按不出坑，另一侧正常，除了考虑溢饮之外，还要考虑瘀血。

窦性心动过缓

马某，男，70岁，4月16日一诊：症见阵发性头晕；窦性心动过缓；偶发早搏；腿脚不凉，精神可；脉无力。

【处方】麻黄附子细辛汤

麻黄3g，黑附子9g，细辛3g，3剂 已经见效。

4月23日二诊：心率63；舌苔水滑。

【处方】麻黄附子细辛汤合真武汤。

麻黄5g，黑附子9g，细辛3g，白术6g，白芍9g，茯苓9g，生姜9片，5剂。

麻黄附子细辛汤加大麻黄剂量，根据舌苔水滑合上真武汤。

少阴病，舌苔水滑——真武汤。

316条：少阴病，二三日不已，至四五日，腹痛，小便不利，四肢沉重疼痛，自下利者，此为有水气。其人或咳，或小便利，或下利，或呕者，真武汤主之。

5月14日三诊：心率63；脉结代；舌苔水滑。

【处方】麻黄附子细辛汤；真武汤；肾四味。

麻黄10g，黑附子9g，细辛3g，白术6g，白芍9g，茯苓9g，生姜9片，菟丝子15g，补骨脂15g，枸杞子15g，仙灵脾15g，5剂。

李可经验：万病不治，求之于肾。

5月23日四诊：心率68。

【处方】麻黄附子细辛汤合真武汤合肾四味。剂量同上次。

虚劳感冒

宋某，女，33 岁。3 月 18 日初诊：主诉感冒，症见打喷嚏；咳痰；胃难受；芤脉；白带多；眠一般；舌质淡。

根据芤脉定为虚劳病，虚劳感冒，用桂枝加龙骨牡蛎汤。

【处方】桂枝加龙骨牡蛎汤。

桂枝 9g，白芍 9g，炙甘草 6g，大枣 6 个，生姜 9 片，生龙骨 30g，生牡蛎 30g，5 剂。

3 月 25 日二诊：感冒症状减轻；打喷嚏没有了；白带减少；还有咳嗽咳痰；怕风；出汗多。

【处方】桂枝加龙骨牡蛎汤合玉屏风。

桂枝 9g，白芍 9g，炙甘草 6g，大枣 6 个，生姜 9 片，生龙骨 30g，生牡蛎 30g，黄芪 12g，白术 6g，防风 3g，5 剂。

4 月 9 日三诊：咳嗽还有一点；芤脉；舌质淡。

【处方】桂枝加龙骨牡蛎汤；玉屏风颗粒。

怕风，出汗多——玉屏风颗粒。

剂量同上次。

【讲解】

见了芤脉就是虚劳病。

虚劳病感冒处方有两个：①桂枝加龙骨牡蛎汤；②薯蓣丸（全年感冒）。

失眠

赵某，男，42岁。5月27日一诊。主诉：失眠近半年，心烦；半夜2～3点易醒；自觉疲乏无力，一身困重；同时伴有性功能障碍；平时容易紧张；容易受惊吓；有糖尿病病史。

【六经问诊】又怕冷又怕热；容易出汗；口干，口不苦，大便干；手脚不凉；吃凉东西不难受。

舌质淡，苔腻，舌苔两侧明显唾液线；脉数有力；腹诊无压痛。

【处方】柴胡加龙骨牡蛎汤；四逆散加蜈蚣；温胆汤；加仙鹤草。

柴胡24g，黄芩9g，桂枝9g，茯苓9g，生龙骨30g，生牡蛎30g，代赭石30g，清半夏9g，大黄3g，党参9g，大枣6个，生姜9片，炒枳实9g，白芍9g，炙甘草9g，蜈蚣3g，竹茹15g，陈皮9g，仙鹤草30g。

【讲解】糖尿病——加仙鹤草；脉有力＋容易紧张——四逆散；性功能障碍——加蜈蚣；舌面明显唾液线，用温胆汤。

脉有力，又怕冷又怕热——柴胡剂；容易出汗——桂枝剂；大便干——大黄剂，因此用柴胡加龙骨牡蛎汤。另心烦，胆小，脉有力为柴胡加龙骨牡蛎汤证。

半夜2～3点醒——肝经。

7剂；水煎服；日1剂分两次服。

6月3日二诊：服药后睡眠明显改善；性功能改善；舌淡苔腻，唾液线不明显了。效不更方，原方7剂巩固治疗。

膝关节积液加疼痛

女，45岁。5月20日一诊，主诉：膝关节积液和疼痛。患者反复膝关节积液；活动后膝关节疼痛；休息后减轻；吃饭正常。睡眠正常；有心烦。

【六经问诊】不怕冷不怕热，出汗多；口不苦；大便粘；脚凉；膝盖凉；吃凉东西不难受。

舌质淡苔薄白，脉有力，左少腹压痛。

【处方】大青龙汤加薏苡仁、益母草；桃核承气汤。

麻黄9g，桂枝9g，炙甘草6g，杏仁6g，石膏30g，生姜9片，大枣6个，薏苡仁30g，益母草30g，桃仁9g，大黄2g，芒硝6g。

5剂，水煎服，日1剂分两次服用。

5月27日二诊：服药后，膝关节积液消失；膝关节疼痛消失；左少腹压痛减轻。

疗效显著，原方5剂巩固治疗。

【讲解】

左少腹压痛——桃核承气汤；

膝关节积液、烦躁、出汗——大青龙汤；

去积液——加薏苡仁，益母草。

三、友新医案

📖 窦性心动过缓案

马某，男，70岁。2023年4月以"心动过缓"为主诉来诊，患者既往病史有窦性心动过缓、二三尖瓣主动脉返流。症见：心率55次/分，偶尔眼睛发黑，上不来气，发作时腿脚不能动，眠可，脉无力。

根据窦性心动过缓，脉无力，选择麻黄附子细辛汤。

【处方】麻黄3g，细辛3g，黑顺片9g，3付，水煎服。

【二诊】目前心率63，左脉无力，右脉平；舌质淡，苔薄白，水滑。

根据舌苔水滑、脉无力，原方合真武汤。

【处方】麻黄5g，细辛3g，黑顺片9g，茯苓9g，白芍9g，生姜5片白术9g，5付，水煎服。

【三诊】目前心率64次/分，头晕频次和程度均明显减轻，偶尔头晕，时间很短。

增加麻黄的量，其余不变，效不更方。

【处方】麻黄8g，细辛3g，黑顺片9g，茯苓9g，白芍9g，生姜5片，白术9g，5付。

【分析】窦性心动过缓脉无力的，首选麻黄附子细辛汤。煎药要注意细辛必须要熬够半小时，否则舌头麻。白糖、蜂蜜、甘草、牛奶可以解细辛的毒。麻黄附子细辛汤的使用至少20天，治疗到心率达到70次/分以上后停药。

四、友新总结

 本节课程的知识点总结

1. 窦性心率过缓的特效方是麻黄附子细辛汤。舌苔水滑合用真武汤，肾虚合用肾四味。

2. 虚劳病，芤脉，感冒，用桂枝加龙骨牡蛎汤；虚劳病，芤脉，全年爱感冒，用薯蓣丸。

3. 膝关节积液特点是膝关节肿大，属于痰饮病中的溢饮，处方用大青龙汤或小青龙汤或小青龙加石膏汤。

4. 三阳病失眠，伴心烦、胆小、脉有力的，用柴胡加龙骨牡蛎汤。

本节课程相关知识点补充

1 窦性心动过缓

①窦性心动过缓的病人，要注意解表。不爱出汗的，用麻黄附子细辛汤；②爱出汗的，用桂枝加附子汤。

2 感冒

①感冒，流清鼻涕的，属风寒；

②感冒，伴口鼻呼热气的，属风热；

③感冒，伴舌红苔腻的，属湿热；

④感冒，伴舌淡苔腻湿润的，属寒湿；

⑤感冒，伴鼻子干的，属燥证。

3 膝关节积液

①膝关节肿痛的特征是阴雨天加重或接触凉水后加重，要考虑湿病的处方。

②动则疼痛的，最常见的类型是桂枝芍药知母汤＋柴胡剂／当归剂。
　之后用乌鸡白凤丸善后。

③膝关节积液，如果颜色为淡黄色，即为历节病。从历节病中选择处
　方治疗。

④膝关节积液辨证为湿热的，用四妙散。

⑤两膝突然肿大疼痛严重，考虑鹤膝风，多为急性化脓性滑膜炎，积
　液多为脓性，用四神煎。

4 失眠

①失眠，伴心烦不得卧的（即必须下床活动），用黄连阿胶汤；

②失眠，伴心烦，在床上翻来覆去的，用栀子豉汤；

③失眠，伴心烦，头痛的，首选酸枣仁汤；

④失眠，想睡却不能闭眼的，坐卧不安，用甘草泻心汤；

⑤失眠，想躺，躺后不舒服，想走，活动后不舒服的，属于百合病，
　首选百合地黄汤。

眼胀、胃胀、便秘医案讲解

一、网络课讲稿

大家好，我们今天晚上接着讲课。

📖 案例1

李某，女，34岁。5月21日初诊，主诉：间断性眼胀；严重时头痛。

患者近期经常感觉眼睛憋胀，严重时影响到整个头痛；去西医眼科检查建议住院治疗并行眼内注射治疗；听朋友建议做鼻窦CT提示有筛窦炎；经朋友介绍来这里治疗。患者表现为眼睛憋胀难受；头有时痛；无鼻塞流涕；舌质淡舌尖红点；脉有力。

【处方】肺痈大合方加栀子。

炒葶苈子30g，大枣9个，桔梗6g，甘草6g，川贝母3g，浙贝母12g，芦根30g，桃仁9g，冬瓜子30g，薏苡仁30g，栀子9g。共7剂。配合荆芥外敷，盐酸萘甲唑啉滴鼻液。

5月28日二诊：服药后眼睛憋胀感明显减轻；

原方不变，继续服用。

好了，现在来讲这个病案。

这个病人偶尔会有头疼，从西医方面来讲，几乎90%头疼的病人都是鼻窦炎导致的。

临床上常见的头痛病因排在第一名的就是鼻窦炎。

这个病人是西医误诊的病人。因为她眼睛难受，到眼科去治疗，按照眼睛疾病来治疗，滴眼药水啦，甚至还想给她做眼内注射治疗。无论眼科怎么治疗，都不可能把这个病彻底治好，偶尔见点儿效是有可能的，但治好是不可能的，为什么呀？因为她是鼻窦炎导致的眼睛憋胀感。这个临床上我治疗的多了，见的也很多。

实际上病人的眼睛是没有问题的，就是鼻窦炎导致的，我们只要按照鼻窦炎治疗，就可以完全彻底治好。

鼻窦炎一般用肺痈大合方，也可以合苍耳子散。

肺痈大合方治疗鼻窦炎的有效率是非常高的，一般病人吃 20 天药，配上盐酸萘甲唑啉滴鼻液，荆芥外用，效果非常好。

一般 20 天以后，原来的鼻甲肥大就不肥大了，恢复到了正常状态。鼻甲肥大是炎症刺激导致的，鼻窦炎治好以后鼻甲肥大自然就好了。鼻窦里面有炎症，不把炎症解决掉是不行的，除不了根的。

今天这个病案，它的价值主要体现在哪里呢？体现在西医也需要正确诊断，不仅仅我们中医的经方需要正确诊断，西医也是这样的，诊断正确非常重要。鼻窦炎病人在临床上误诊的非常多，常见误诊为神经性头疼，偏头疼，其实拍个鼻窦 CT 立刻就确诊了。

大家记住，让病人拍片的时候不能拍脑 CT，一定要拍鼻窦 CT。

这样的病人他拍个脑 CT，脑子都是正常的，做个脑电图的话，也是正常的。一定要拍鼻窦的 CT，或者拍鼻窦的 CR 片也可以。

在临床上因为眼睛憋胀到眼科误诊误治的有很多。另外鼻窦炎还可以导致中耳炎、咽炎，甚至有一部分病人的胃炎也是鼻窦炎导致的。鼻窦炎还可以引起高血压，在老年人的高血压中间有时候会出现这样的情况。

我临床上治疗过鼻窦炎误诊为精神病的，误诊为抑郁症的，都见过。

有的病人被送到精神病院住两三个月，花钱多就不说了，到里边还要用电休克疗法，最后一拍片啥呀？鼻窦炎，20天就治好了。

所以正确的诊断是治疗的关键，无论西医还是中医。

问答

❶ 问：张老师好！过敏性鼻炎可以用那个滴鼻净，其他慢性鼻炎也能用吗？谢谢了！

张庆军回答：只要六周岁以上的，都可以用。但是萎缩性鼻炎不能用。其他过敏性、单纯性、肥厚性鼻炎，鼻窦炎都可以用。

❷ 问：

（1）吃药20天能收尾不？

张庆军回答：20天基本就好了。平时爱感冒身体弱的，再吃玉屏风颗粒、金匮肾气丸半个月。

（2）鼻窦炎，过敏性鼻炎，到哪个阶段开始收尾，比如治到60%～70%可以收尾不？

张庆军回答：吃20天后收尾。

❸ 问：确诊为鼻窦炎，患者还需要进行病脉证治程序合方吗？

张庆军回答：目前基本都是确诊后，用肺痈大合方，或者再合上苍耳子散。

❹ 问：老师同时鼻窦炎和痔疮要合方来治？

张庆军回答：当然需要。合上乙字汤。

❺ 问：老师有些鼻窦炎的小孩服药期间反复感冒，鼻炎刚好点又感冒了，需要在肺痈大合方里加什么药吗？

张庆军回答：苍耳子散，玉屏风。

⑥ 问：老师，体虚病人是不是加上补药就可以了？

张庆军回答：是的。

⑦ 问：小儿的剂量大概用多少？

张庆军回答：成人的三分之一。

⑧ 问：老师，确诊鼻窦炎的病人，就可以肺痈大合方。其他类型鼻炎，如果出现脓涕、黄涕，也用肺痈大合方，可以这样理解吗？

张庆军回答：理解正确。

⑨ 问：诊断鼻窦炎就是 CT 吗？

张庆军回答：鼻窦 CR 片或者鼻窦 CT。

好了，接着讲课。

📖 **案例2**

李某，女，35 岁。4 月 15 日首诊，主诉：胃胀，胃凉。主要症状：胃凉，腿凉，口干；月经推后 7 ～ 10 天；量少；出汗少；怕冷；口苦；吃凉东西症状加重；手不凉；腿凉；大便基本正常；舌质淡，舌尖红；脉有力。

【处方】小青龙汤合四逆散，加生石膏。

麻黄 6g，桂枝 9g，白芍 9g，炙甘草 9g，干姜 9g，细辛 3g，五味子 6g，姜半夏 9g，柴胡 9g，炒枳实 9g，石膏 30g。5 剂。

4 月 23 日二诊：胃胀，胃凉明显减轻；口苦减轻。

效不更方，原方 5 剂。

5 月 20 日三诊：胃胀胃凉没有了，胃舒服了。

这是一个胃病的病案，是常见病。

我们来看这个病案，脉有力是三阳病，怕冷是太阳病，出汗少是麻黄剂证。

吃凉东西难受，是干姜剂证。

在经方里面同时含有麻黄又含有干姜的处方一共有三个：

古今录验续命汤，厚朴麻黄汤，小青龙汤。

古今录验续命汤治疗的是中风病、脑病、脊髓病；厚朴麻黄汤治疗的是咳而上气病，大量吐粘痰。

所以我们重点来分析小青龙汤。

第40条："伤寒表不解，心下有水气，干呕发热而咳，或渴，或利，或噎，或小便不利，少腹满，或喘者，小青龙汤主之。"

这些条文要反反复复地学，反反复复地读，反反复复地在临床上验证。

"心下有水气"心下说的就是胃，胃有水气，胃里边有振水音，胃就会难受。

后面还提到了，有的人呢，会出现大便次数多，有的人会噎，吞咽困难，显然大便次数多也好，吞咽困难也好，都是消化道的症状。所以说呢，胃病的病人最常见的类型是什么呀？小青龙汤证。

为什么是小青龙汤证啊？好多的胃病病人都怕冷，有些在胃那个地方做一个肚兜兜，肚兜兜有什么用？就是抵御外面的冷。吃了凉东西难受呢？是由于胃里面的冷。

胃病的最常见类型是小青龙汤证。肯定出乎很多人的意料，但临床证明了这一点，我就用小青龙汤治好了很多顽固性的胃病。

有的人说不对，胃病常见类型是泻心汤证。但是有表先解表，表解再治痞，痞解治其他，是要按顺序来的。很多的胃病病人通过我们解表以后，用了小青龙汤以后，他好了，就不需要再去用那些半夏泻心汤，生姜泻心汤，甘草泻心汤了。

辨证要点也非常的简单，病人怕冷，同时又不能吃凉东西的胃病病人，首选小青龙汤。这个病人舌尖红，加了生石膏。

病人脉有力腿凉，用了四逆散，病人最后的处方是小青龙汤合四逆散加生石膏。

7 天见效，14 天胃病痊愈。

这个病案就分析到这里，大家有问题就问。

问答

⑩ 问：老师，

（1）幽门螺杆菌，病脉证治加蒲公英能根治吗？

张庆军回答：可以。

（2）有个病人口苦几十年，其他问题都解决了，唯独口苦，加了黄芩没能解决，该怎么办？

张庆军回答：考虑附子剂。

⑪ 问：是不是可以说有胃病又有表证的基本上都是小青龙汤证？

张庆军回答：是的。但是要问问吃了凉的难受不难受？

⑫ 问：胃凉能加石膏呀？

张庆军回答：舌尖红，必须加生石膏。

⑬ 问：张老师好！鼻子塞不通气，有时会流清鼻涕，鼻子不痒，脉无力是不是也有表证？是三阴病吧？

张庆军回答：这是肾虚。

好了，接着讲课。

案例3

常某，女，57 岁。2 月 26 一诊，主诉：便秘，大便干，2 ～ 3 天一次；伴失眠。舌质淡润苔薄白。

【处方】生白术 40g，生地 20g，升麻 2g，肉苁蓉 6g。3 剂。

3 月 4 日二诊：服药期间大便一天一次，停药后排便困难；失眠严重。

【处方】生白术 60g，生地 20g，升麻 2g，肉苁蓉 6g。

白术加量继服 5 剂。

3 月 11 日三诊：大便一天一次；偏干，睡眠好转。

【处方】生白术 90g，生地 20g，升麻 5g，肉苁蓉 30g。

加量继服 5 剂。

3 月 18 日四诊：便秘好了；睡眠明显改善；舌质淡润苔薄白。

上方每周服 3 剂，间断服药 1 月余，便秘痊愈；睡眠明显改善。

大家看这个，说一下肉苁蓉。

肉苁蓉是治疗老年人阳虚便秘的重要药物。

肉苁蓉可以增强肠道的动力，同时又能增加肠道的津液，一举两得。

对老年人阳虚便秘有个偏方是：肉苁蓉 60g，白酒 300ml，加水 600ml，煮时不能盖盖儿，熬成 300ml，一次顿服。

一般说白酒的时候，都是指的二锅头，或者老白干，53 度左右的。

现在用肉苁蓉的时候，一般都是加到汤药里一起煮了，而且也没有加酒，实际加上酒以后，效果会增强。

肉苁蓉的特长是治疗下面这些类型的便秘：

第一个是老年人阳虚便秘，比如说腰冷，腿冷，脚冷，同时有便秘。

第二个是女性生孩子以后的，或者流产以后的便秘。

第三个是青年男性当中手淫伴有便秘的。

和肉苁蓉有关的治疗便秘的著名方剂是济川煎。

分析一下这个病人用的处方：白术治疗脾阳虚的便秘，肉苁蓉治疗肾阳虚的便秘。

这个病人第一次用药的时候，无论白术还是肉苁蓉剂量都偏小，尽管用了有效，但是效果不理想，之后加大了剂量，效果就比较明显了。剂量偏小，是我的一个比较大的缺点，主要是怕出事。

大剂量白术治便秘是魏龙骧老先生的经验，魏龙骧老先生是从《金匮要略》里面得到的启发，他一辈子留下了两条经验：一个是大剂量白术治便秘；一个是桑叶治盗汗。

在《金匮要略》第二篇痉湿暍病里面，原文是这样的："若大便坚，小便自利者，去桂加白术汤主之。"实际上就是白术附子汤。

上面这个病人 57 岁，老年人，她用了很多的泻下药，临床上碰到的都是这样，病人并不是今天便秘，明天就来找中医了，都是便秘很长时间了，不知道多少年了，大黄、芒硝、番泻叶等用了很多很多，像这些病人，一般不再从阳明病去考虑了。这个老人舌质淡，舌苔湿润，我们考虑从阳虚治疗。治疗脾阳虚，用大剂量的生白术；治疗肾阳虚，用大剂量的肉苁蓉。

用了生白术、生地、升麻、肉苁蓉这个处方，随着大便症状的解决，病人的失眠也明显好转。

> 问答

🟤14 问：老师，问个题外话。最近刚好有两个手淫的小患者，十八九岁，想把这个恶习去除。除了自己克制，能用啥样治疗？

张庆军回答：首选桂枝加龙骨牡蛎汤加肉苁蓉。

🔵15 问：

（1）张老师，为什么要加升麻？

张庆军回答：魏龙骧老先生就是这么用的，你百度一下。

（2）桑叶治疗盗汗的剂量是多少？

张庆军回答：30g。

⑯ 问：老师好！使用白术和苍术的指征区别是什么？是舌体胖大吗？谢谢了！

张庆军回答：白术舌苔薄白，苍术舌苔腻。

⑰ 问：老师，35岁女士，便秘脉无力，我之前单用白术大量治虚性便秘，没成功，是不是没加其他药的原因呢？白术用生的还是炒的？

张庆军回答：用生的。此外，还有气虚便秘、血虚便秘呢，要诊断正确才行。

⑱ 柔嘉中医馆失眠专科：老师有手淫史是不是都加上肉苁蓉？

张庆军回答：可以。

接着讲课。

📖 案例4

袁某，女，34岁。4月9日初诊。

【主诉】出汗多，经期加重。

【症见】出汗多；经期严重如水洗一样，能湿透床单；腿困胀难受；月经量少，有血块；痛经严重；小肚子凉；嘴唇干；爱上火；纳可，眠可；怕冷；口不苦，脚凉，大便正常。舌质淡苔薄白。

服桂枝加附子汤加柴胡桂枝汤，效不佳。

【处方】温经汤加当归芍药散。

吴茱萸3g，当归9g，川芎9g，白芍9g，人参9g，阿胶6g，甘草6g，丹皮9g，清半夏9g，麦冬45g，桂枝9g，泽泻15g，白术9g。水煎服，5剂。

4月16日二诊：服药后出汗明显减少；腿酸胀明显减轻；这次经期痛

经也明显减轻。

效不更方，原方 5 剂继服。

4 月 30 日三诊：服药后出汗不多；腿舒服多了；因吃烧烤，喝酒症状有所反复。

上方合下瘀血汤 5 剂继服。

【处方】温经汤，当归芍药散，下瘀血汤。

吴茱萸 3g，当归 9g，川芎 9g，白芍 9g，人参 9g，阿胶 6g，甘草 6g，丹皮 9g，清半夏 9g，麦冬 45g，桂枝 9g，泽泻 15g，白术 9g，桃仁 9g，大黄 2g，土元 4g。

5 月 13 日四诊，此次经期出汗很少了；痛经没有了；自觉下蹲时腿胀；舌质淡。

上方继续服用。

病人的主诉是出汗多，刚开始，我从治疗出汗多入手，用了桂枝加附子汤，柴胡桂枝汤效果不好。

后来就及时调整思路，一句话，病人三天不见效，一定是诊断错了。

然后诊断为妇人杂病里面的温经汤证，理由也很简单啊，月经量少，有血块，嘴唇干。

主要是刚开始被出汗多带偏思路了。病人腿胀按特发性水肿治疗，用当归芍药散。

病人用了温经汤、当归芍药散之后，病情迅速好转。

最开始就应该合下瘀血汤，因为病人说了爱上火，到 4 月 30 号的时候，病人吃了烧烤，喝了酒以后，又加重了，才合了下瘀血汤。这是一个失误的地方。

特发性水肿，在女性里面非常常见，她做了一系列的检查，心肝肾都是正常的，但就是下肢水肿。早上水肿比较轻啊，或者非常轻，到下午和晚上最严重了，首选当归芍药散。

也可以用四逆散合当归芍药散治疗特发性水肿，效果很不错，大家可以到临床验证。

这个病案也再一次体现了《金匮要略》里面的有些处方，不需要脉象，跟脉无力脉有力没有关系。

问答

⑲ 问：

（1）合上四逆散可以不？

张庆军回答：如果这个病人有腿凉就可以合四逆散。

（2）特发性水肿如何诊断？

张庆军回答：水肿病人，排除了心源性、肝源性、肾源性水肿就是。

⑳ 问：每天一便，但特别黏腻难解，怎么考虑？

张庆军回答：湿。

㉑ 问：早上眼皮肿，手肿，用越婢加术汤没效，可以用当归芍药散不？

张庆军回答：可以。

㉒ 问：老师，妇科病讲过，女性月经量与出汗量、大便量、小便量是密切相关的，月经量少了，肯定哪多了，这个患者是汗多了？

张庆军回答：是的。

㉓ 问：老师，这个病人小肚子凉是不是可加少腹逐瘀汤？

张庆军回答：可以。

㉔ 问：老师，只有腿酸胀，没有肿，解表后还是酸胀，怎么考虑？

张庆军回答：湿热或者寒湿。

㉕ 问：温经汤应该可以处理少腹凉了吧？

张庆军回答：是的。

㉖ 问：张老师好，前段时间有个 84 岁的老人阳康后，唯一的特点是不能吃饭，说吃一点饭就咽不下去了，但是喝稀粥就能喝一碗到两碗。未阳之前是能吃一碗米饭的，老师是否遇到这样的病例，要怎样考虑呢？

张庆军回答：竹叶石膏汤，缺乏津液了。

二、友新笔记

1. 鼻窦炎

【处方】肺痈大合方 + 苍耳子散，滴鼻净和荆芥外敷（20 天后鼻甲肥大恢复）。

【组成】炒葶苈子 30g，大枣 9 个，桔梗 6g，甘草 6g，川贝母 3g，浙贝母 12g，芦根 30g，桃仁 9g，冬瓜子 30g，薏苡仁 30g，辛夷 6g（包煎），白芷 6g，薄荷 6g，苍耳子 6g。

一般服用 20 天，鼻甲肥大是炎症刺激导致，炎症解决则除根。

【滴鼻净使用】① 6 岁以上都可以用；②萎缩性鼻炎不可用。

【诊断】拍鼻窦 CT 可快速确诊。

【误诊】

（1）头痛，大多都是鼻窦炎导致的，引起眼睛憋胀、神经性头痛，偏头痛等问题。

（2）鼻窦炎多误诊为抑郁症、精神病等。

（3）鼻窦炎可能引起高血压（老年高血压人群多见）。

2. 同时含有麻黄和干姜的处方鉴别

①古今录验续命汤——治疗中风病，脑病，脊髓病。

②厚朴麻黄汤——治疗咳而上气病，脉浮，大量吐粘痰。

③小青龙汤——治疗胃病最常见类型。

第40条：伤寒表不解，心下有水气（即胃部有水气难受），干呕，发热而咳，或渴，或利，或噎（消化道症状，吞咽困难），或小便不利、少腹满，或喘者，小青龙汤主之。

3. 脾肾阳虚便秘

（1）肉苁蓉——治疗肾阳虚便秘（加酒同煮效果会增强）。

【作用】增加肠道动力，补充肠道津液。

①老年人阳虚便秘，老年人阳虚便秘的重要药物。

老年人阳虚便秘偏方：肉苁蓉60g，53度白酒300ml，加水600ml，不盖盖，熬成300ml，一次喝下。

②女性产后便秘。

③青年男性手淫过多伴有便秘。

（2）白术——治疗脾阳虚便秘。

大剂量白术治便秘——魏龙骧经验，从金匮得到启发（若大便坚，小便自利者，去桂加白术汤主之）。

【拓展】魏龙骧另一经验：桑叶治盗汗，一般用到30g。

（3）白术和苍术应用鉴别：

白术——舌苔薄白；

苍术——舌苔腻。

4. 特发性水肿

【诊断】

● 水肿病人排除心源性、肝源性及肾源性水肿。

● 女性常见，早晨轻，下午晚上严重，常见腿部肿胀感。

【处方】首选方是当归芍药散，也可以用四逆散＋当归芍药散。

鼻窦炎导致的眼睛憋胀感

李某，女，34岁。5月21日初诊，主诉：间断性眼胀；严重时头痛。患者近期时感眼睛憋胀，严重时会影响到整个头痛；去西医眼科检查建议住院治疗并行眼内注射治疗；做鼻窦CT提示有筛窦炎。患者表现为眼睛憋胀难受，头有时痛，无鼻塞流涕，舌质淡舌尖红点，脉有力。

【处方】肺痈大合方加栀子

炒葶苈子30g，大枣9个，桔梗6g，甘草6g，川贝母3g，浙贝母12g，芦根30g，桃仁9g，冬瓜子30g，薏苡仁30g，栀子9g，7付，水煎服。

配合荆芥外敷；盐酸萘甲唑啉滴鼻液。

5月28日二诊，服药后眼睛憋胀感明显减轻。

方案不变，继续服用。

【讲解】

1.头痛，大多都是鼻窦炎导致的。

这里眼睛憋胀是由于鼻窦炎导致的。

2.鼻窦炎使用肺痈大合方有效率非常高，一般服用20天，鼻甲肥大是炎症刺激导致，炎症解决则除根。加滴鼻净和荆芥外敷（20天后鼻甲肥大恢复）。

3.鼻窦炎多误诊为神经性头痛、偏头痛、抑郁症、精神病等，拍鼻窦CT可快速确诊。

胃胀，胃凉

李某，女，35岁。4月15日初诊，主诉：胃胀，胃凉。胃凉，腿凉，口干；月经推后7～10天；量少；出汗少；怕冷；口苦；吃凉东西症状加重；手不凉；大便基本正常；舌质淡，舌尖红；脉有力。

【处方】小青龙汤；四逆散，加生石膏。

麻黄6g，桂枝9g，白芍9g，炙甘草9g，干姜9g，细辛3g，五味子6g，姜半夏9g，柴胡9g，炒枳实9g，石膏30g，5付。

4月23日二诊：胃胀，胃凉明显减轻；口苦减轻。

原方5付。

5月20日三诊：胃胀胃凉没有了，胃舒服了。

【讲解】

1. 脉有力——三阳病；怕冷——太阳病；出汗少——麻黄剂；

吃凉东西难受——干姜剂；脉有力，腿凉——四逆散。

2. 处方——小青龙汤，舌尖红——加生石膏。

小青龙汤证是最常见的胃病类型。

病案3

便秘伴失眠

常某，女，57岁，2月26初诊，主诉便秘，大便干，2～3天一次，伴失眠，舌质淡润苔薄白（考虑从阳虚治疗）。

【处方】白术40g，生地20g，升麻2g，肉苁蓉6g。

3 剂。

3 月 4 日二诊：服药期间大便一天一次，停药后排便困难，失眠严重。

【处方】白术 60g，生地 20g，升麻 2g，肉苁蓉 6g。

白术加量继服 5 剂。

3 月 11 日三诊：大便一天一次；偏干，睡眠好转。

【处方】白术 90g，生地 20g，升麻 5g，肉苁蓉 30g。

加量继服 5 剂。

3 月 18 日四诊：便秘好了；睡眠明显改善；舌质淡润，苔薄白。

上方，每周服 3 剂，间断服药 1 个月余，便秘痊愈，睡眠明显改善。

【讲解】

1. 肉苁蓉——治疗肾阳虚便秘，治疗老人便秘，加酒同煮效果会增强。

2. 白术——治疗脾阳虚便秘。

 病案 4

出汗多，经期加重

袁某，女，34 岁。主诉：出汗多，经期加重，严重时如水洗一样；腿困胀；月经量少，有血块；痛经严重；小肚子凉；嘴唇干；爱上火；纳可，眠可；怕冷；口不苦，脚凉，大便正常。舌质淡，苔薄白。

初服桂枝加附子汤、柴胡桂枝汤，效不佳，三天不见效就是诊断有问题，及时调整处方。

4 月 9 日二诊：经期出汗多，床单湿透；腿胀难受；唇干；舌质淡。

根据月经量少、有血块、嘴唇干——温经汤。

腿胀难受，按特发性水肿治疗——当归芍药散。

【处方】温经汤 + 当归芍药散。

吴茱萸 3g，当归 9g，川芎 9g，白芍 9g，人参 9g，阿胶 6g，甘草 6g，丹皮 9g，清半夏 9g，麦冬 45g，桂枝 9g，泽泻 15g，白术 9g，5 剂。

4 月 16 日三诊：服药后出汗明显减少；腿酸胀明显减轻；这次经期痛经也明显减轻。效不更方，原方 5 剂继服。

4 月 30 日四诊：服药后出汗不多；腿舒服多了；因吃烧烤，喝酒症状有所反复。

【反思】刚开始就应该用下瘀血汤。爱上火——下淤血汤。

上方合下瘀血汤 5 剂继服。

【处方】温经汤、当归芍药散加下瘀血汤。

吴茱萸 3g，当归 9g，川芎 9g，白芍 9g，人参 9g，阿胶 6g，甘草 6g，丹皮 9g，清半夏 9g，麦冬 45g，桂枝 9g，泽泻 15g，白术 9g，桃仁 9g，大黄 2g，土元 4g。

5 月 13 日五诊：此次经期出汗很少了；痛经没有了；自觉下蹲时腿胀；舌质淡。

上方继续服用。

妇科病讲过，女性月经与出汗量、大便量、小便量是密切相关的。月经量少了，肯定哪多了，这个患者是汗多了。

经验分享

- 鼻子塞不通气，有时会流清鼻涕，鼻子痒不明显，脉无力是不是也有表证？回答：这是肾虚。流清鼻涕，鼻子不痒的，大多是老年人，就是肾虚。

- 有个 85 岁老太太咳嗽，用了小青龙汤后，咳嗽减轻，但是喝了药后 2 小时就恶心呕吐，这种情况怎么办？回答：剂量大了。同时应该加补药的。85 岁了，必须补了。

- 遇冷风、刺激气味恶心。脉无力，有汗，爱吃冷，不心烦，吃冷不难受，二便正常、睡眠正常，不怕冷。柴胡剂和泻心汤能管几天，停药还犯，这是胃病吗？回答：半夏厚朴汤。

- 帮助戒除手淫：首选桂龙牡＋肉苁蓉（有手淫史都可以加肉苁蓉）。

- 老年阴虚便秘不成形，但是两天不大便又肚子胀，大量的白术和肉苁蓉类都用过了，效果不太明显，可以考虑利小便吗？回答：不可以。可以考虑补中益气丸。

- 每天一便，但特别黏腻难解，怎么考虑？回答：湿。

- 早上眼皮肿，手肿，用越婢加术汤没效，可以用当归芍药散不？回答：可以。

- 只有腿酸胀，没有肿，解表后还是酸胀，怎么考虑？回答：湿热或者寒湿。

- 阳后，吃饭一点都咽不下去，喝粥能喝一两碗。回答：缺乏津液，用竹叶石膏汤。

三、友新医案

肺痈大合方治疗鼻窦炎

段某，男，47 岁，2023 年 7 月以"头痛、鼻塞"为主诉来诊，症见：

鼻窦炎，鼻塞，打呼噜，健忘；鼻子不痒；头痛，鼻孔交替不透气，说话鼻音重；舌质暗红，苔少，水滑；脉有力。

根据患者鼻窦炎、脉有力，处方肺痈大合方合苍耳子散，同时结合盐酸萘甲唑林滴鼻液、荆芥煮水外用。

【处方】炒葶苈子30g，大枣45g，桔梗6g，川贝母3g，浙贝母12g，芦根30g，薏苡仁30g，桃仁9g，炒冬瓜子30g，甘草片6g，炒苍耳子6g，薄荷3g，辛夷6g，白芷6g。20付，水煎服。

8月份反馈鼻窦炎鼻塞好了。

📖 平胃散治疗胃胀

杨某，女，31岁。2024年3月以"胃胀、口气重"为主诉来诊。

【症见】胃胀，有口气，慢性胃炎，吃凉、热、辣都会不舒服，舌质淡，舌苔白厚腻。

胃胀、舌苔白厚腻以痰证为主，用平胃散。

【处方】炒苍术9g，厚朴6g，大枣10g，新会陈皮6g，生姜3片，炙甘草3g。7付，水煎服。医嘱：戒牛奶、水果。

【二诊】胃胀减轻，口气减轻；效不更方，7付，水煎服。

【三诊】胃胀消失，胃不难受了，效不更方，继服7付。

📖 平胃散合温胆汤治疗胃胀

郑某，女，60岁，2023年12月以"饭后胃胀"为主诉来诊。

【症见】饭后胃胀，大便不畅，腹痛伴出汗，饭量小，吃凉东西不难受，舌质淡，苔白腻，舌头上有唾液线。

根据患者胃胀、舌质淡、舌苔白腻，从寒湿考虑，用平胃散。根据患者舌面唾液线，选择温胆汤。治胃病药量宜小。

【处方】炙甘草 3g，厚朴 6g，苍术 9g，新会陈皮 9g，生姜 3 片，大枣 15g，炒枳实 6g，茯苓 9g，姜半夏 9g，竹茹 9g。3 付，水煎服。

【二诊】胃胀减轻，大便不畅减轻。

效不更方，5 付，水煎服。

📖 大剂量白术治便秘

常某，女，57 岁，2023 年 2 月以"便秘"为主诉来诊，症见：便秘、失眠、脚不凉、脉无力，舌质淡，苔水滑、舌体胖大。

根据患者便秘、舌质淡、舌体胖大，用大量白术方案解决便秘。

【处方】白术 60g、生地 20g、升麻 3g、肉苁蓉 25g。3 付，水煎服。

【二诊】服药后大便正常。

📖 增液汤治疗便秘

李某，女，69 岁，2023 年 12 月以"便秘"为主诉来诊，症见：便秘、大便不干，就是大便下不来，脚不凉，舌苔有碎裂纹；脉无力。

根据脉无力，舌苔有碎裂纹、便秘诊断为阴虚便秘，用增液汤加当归 30g，火麻仁 15g。

【处方】生地 20g，玄参 20g，麦冬 20g，当归 30g，火麻仁 15g。5 付，水煎服。

【二诊】服药后便秘有改善；舌质淡，苔薄白，舌面仍有多条裂纹。

效不更方，7 付，水煎服。

【三诊】便秘明显好转，效不更方，7 付，水煎服。

四、友新总结

本节课程的知识点总结

1. 头痛在临床最常见于鼻窦炎，眼睛憋胀也要考虑鼻窦炎的原因，可以做鼻窦 CT 确诊。鼻窦炎的有效方案是内服肺痈大合方合苍耳子散，外用滴鼻净、荆芥外敷治疗。

2. 胃胀、怕吃凉东西的脾胃病，要排除表证，有表先解表，小青龙汤证是最常见的胃病类型，注意出汗多需要去麻黄。

3. 肾阳虚便秘、老人便秘，要用肉苁蓉，注意加酒同煎；脾阳虚便秘，要用大剂量生白术。

4. 女性腿困胀，按特发性水肿治疗，选用当归芍药散。

5. 津血同源，月经量少时，要关注其他部位津液是否增加，可以从出汗量、小便量、大便量观察。

本节课程相关知识点补充

1 鼻窦炎

①鼻窦炎因鼻甲肥大堵住窦腔出口，临床上容易出现头晕、头痛、记忆力下降、精神不集中、眼睛憋胀等问题。临证辨病尤为关键，比如注意力不集中的儿童多是鼻窦炎，这类患儿容易被误诊为抽动症，贻误病情。

②鼻窦炎的治疗要点是解表开窍以排脓，解表开窍可以用麻黄剂或时方苍耳子散。

③鼻窦炎属于化脓性感染，可以按肺痈，用肺痈大合方治疗。临证特点是流白黏或黄稠鼻涕，要注意清水鼻涕不能使用。

④鼻窦炎，鼻子干，咽干的，要考虑燥证，如麦门冬汤、百合固金汤、桑杏汤、杏苏散等。

⑤鼻窦炎，鼻子不舒服伴前额头痛，舌质红、苔黄腻、怕热、脉有力，要考虑葛根芩连汤。

⑥鼻窦炎患者，若遇冷加重，流稠鼻涕的，属于里热外寒，要考虑麻杏石甘汤。

⑦鼻窦炎出现的记忆力下降，即"善忘"，要考虑到活血化瘀。

2 胃胀

①胃胀即心下满，临床用于诊断痞证。临证表现是胃里有说不清的难受感觉、胃口胀的感觉。

②临床治病大原则为有表先解表，表解再治痞。胃胀、怕食凉的表证首选小青龙汤；有肝病的胃胀，伴有表证首选麻黄连翘赤小豆汤。

③排除表证后，按痞证选择处方，共有9个治疗痞证的处方。即怕食凉寒热错杂的半夏泻心汤、生姜泻心汤、甘草泻心汤、附子泻心汤；热痞的大黄黄连泻心汤；水痞的十枣汤、五苓散；虚痞的旋覆代赭汤、桂枝人参汤。

④胃胀的病人还要注意腹诊，心下压痛伴胃胀的，选择大柴胡汤。心下压痛不伴胃胀的，则选择小陷胸汤。

⑤另外，胃胀，舌质淡、舌苔白腻的，首选平胃散，有唾液线合温胆汤，有效率比较高。

3 便秘

①老人便秘多为虚证，小儿便秘多为实证，小儿便秘最常用的是四逆散加全瓜蒌。

②慢性便秘基本都是虚证，虚证的便秘按实证的治疗会加重。气虚便秘特点是脉无力、气短、齿痕舌，没有劲儿大便。单纯气虚便秘首

选补中益气汤；气虚伴阳虚的便秘，考虑补中益气汤合附子理中汤；气虚伴血虚的便秘，考虑补中益气汤合大剂量当归；气虚伴阴虚的便秘，考虑补中益气汤（西洋参代人参）合增液汤。

三叉神经痛、三阳病精神差、前列腺增生医案讲解

一、网络课讲稿

📖 案例1

郜某，女，56岁。

2023年7月1日一诊。突发右侧眼睛疼痛半个月，伴右侧牙痛，右侧头痛；在医院眼科检查没有青光眼，没有明显异常；口服西药效果不好。患者舌质淡苔腻；脉有力。根据患者症状，诊断为三叉神经痛。

【处方】散偏汤加细辛、薏苡仁。

川芎30g，白芷2g，白芍15g，白芥子9g，香附6g，柴胡3g，郁李仁3g，甘草3g，细辛3g，薏苡仁30g。5剂，水煎服。

2023年7月9日二诊：服药后右眼疼痛减轻；头痛、牙痛均减轻；眼睛怕光；患者眼睛痛减轻了，这次说她还有个老毛病，右肩周炎，经常性的右肩膀痛；问诊患者平时怕冷，爱出汗；大便正常；睡眠可以。

【处方】散偏汤加细辛、薏苡仁；合柴胡桂枝汤；加生石膏。

川芎30g，白芷2g，白芍15g，白芥子9g，香附6g，郁李仁3g，甘草

3g，细辛 3g，薏苡仁 30g，柴胡 18g，黄芩 6g，党参 6g，姜半夏 6g，桂枝 6g，生姜 3 片，大枣 3 个，生石膏 30g。5 剂，水煎服。

2023 年 7 月 15 日三诊：眼睛疼痛完全消失，头痛、牙痛均消失，肩周炎也不疼了，患者说完全恢复到了正常；这几天因为吃了两个冰激凌，引起了咳嗽，干咳无痰。

【处方】散偏汤加细辛、薏苡仁；合柴胡桂枝汤；加生石膏、干姜、五味子。

川芎 30g，白芷 2g，白芍 15g，白芥子 9g，香附 6g，郁李仁 3g，甘草 3g，细辛 3g，薏苡仁 30g，柴胡 18g，黄芩 6g，党参 6g，姜半夏 6g，桂枝 6g，生姜 3 片，大枣 3 个，生石膏 30g，干姜 9g，五味子 6g。5 剂巩固治疗，咳嗽消失。

我们来看这个医案，女性 56 岁，她第一次来看病的时候，右侧的眼睛疼痛，右侧的牙疼，右侧的头疼，然后在医院检查没有青光眼。

普及一个西医的知识，西医的头疼，第一最常见于什么呀？就是鼻窦炎，这是头疼最常见病因。第二个见于什么呀？见于三叉神经痛；第三个见于脑瘤的疼痛。

脑瘤的疼痛拍 CT 就可以确诊了。这个病人根据我的经验，她是三叉神经痛。

诊断为三叉神经痛以后，用了散偏汤加细辛。除此之外，根据病人舌苔腻加了薏苡仁。

大家看这个处方：

川芎 30g，白芷 2g，白芍 15g，白芥子 9g，香附 6g，柴胡 3g，郁李仁 3g，甘草 3g，细辛 3g，薏苡仁 30g。

病人用药以后，右眼疼痛减轻了，头疼牙疼都减轻了。

这个病人为什么吃了第一次药以后没有把头疼全部治好呢？我分析是因为细辛的用量小，细辛应该最少用到 9g，效果才会非常理想。

另外川芎的用量也小，对于头疼的病人，川芎是专药，如果用到 50g 之上，效果就会非常的理想，当然川芎需要注意一个问题，川芎用了大量以后可以考虑白芍加一下量。

当然芍药甘草汤本身也具有止疼的作用。

现在反思，病人想达到七天药疼痛消失的程度，就应该加大川芎的剂量到 50g 以上，白芍的剂量达到 30g，细辛用到 9g。

病人第二次来的时候，她有一个什么问题呢？眼睛怕光。眼睛怕光就是眼睛怕热。眼睛怕热在脉有力的情况下是石膏剂证。

她有右肩的肩周炎，经常右肩膀疼痛，经过问诊，病人怕冷，爱出汗，大便正常，脉有力。病人脉有力，怕冷，这是太阳病；爱出汗，说明她是桂枝剂证。

另外肩周炎，在脉有力的情况下，是少阳病，所以呢，给病人用了柴胡桂枝汤。

二诊处方的时候，在上一次的基础上加了柴胡桂枝汤，还加了生石膏，因为她的眼睛怕光。

川芎 30g，白芷 2g，白芍 15g，白芥子 9g，香附 6g，郁李仁 3g，甘草 3g，细辛 3g，薏苡仁 30g，柴胡 18g，黄芩 6g，党参 6g，姜半夏 6g，桂枝 6g，生姜 3 片，大枣 3 个，生石膏 30g。

病人第三次 7 月 15 号又来了，说眼睛疼痛全部消失了，头疼牙疼全部消失了，说明什么呀？说明她的三叉神经痛全部好了。病人说完全恢复正常了，这几天呢，她吃了两个冰淇淋，引起了咳嗽，干咳无痰，因为吃了冰淇淋，冰淇淋是凉东西，因为吃了凉东西的咳嗽。我们就要用医圣的经验，干姜、细辛、五味子。

处方里面已经有细辛了，所以加了两味药，干姜和五味子，这样就形成了细辛、干姜、五味子的一个经典组合，来治疗病人的咳嗽。吃了五付以后，咳嗽消失了，一点也不咳嗽了。

【本病案知识点】

1. 三叉神经痛首选散偏汤。

2. 肩周炎都是柴胡剂证。

3. 吃了凉东西引起的咳嗽用细辛、干姜、五味子。

4. 头疼专药是川芎。

问答

❶ 问：老师，怕光属于怕热是石膏剂证，那怕黑能不能是怕冷，是麻黄或者桂枝剂证吗？

张庆军回答：眼睛怕黑属于夜盲症，缺乏维生素 A。如果怕夜里的黑，属于胆小。

❷ 问：张老师，脉无力，怕光用什么药？

张庆军回答：脉无力，怕光，属于阴虚，肝阴虚。用旱莲草，女贞子。

❸ 问：老师你好，头痛首选川芎，不用考虑头痛按经络选中药吗？

张庆军回答：可以考虑经络，但是川芎都可以用。

❹ 问：老师好，有些桂枝剂的怕风爱出汗，用药后不怕风了，但仍出汗多，怎么解决？

张庆军回答：山萸肉，生龙骨，生牡蛎。这是张锡纯的经验。

❺ 问：老师，这个右肩周炎，怎么不用大柴胡？

张庆军回答：左肩周炎常见柴胡桂枝汤证。右肩周炎常见大柴胡汤证。但是这个病人特殊，根据临床表现用了具体处方。

❻ 问：（1）舌苔腻用薏苡仁，为什么不用苍术？

张庆军回答：目前都是见腻苔加薏苡仁，安全有效，味道好。

（2）细辛是三叉神经痛的专药吗？

张庆军回答：不是。细辛是止疼药。

❼ 问：老师，患者如果便溏，可以去掉郁李仁吗？

张庆军回答：不可以。

❽ 问：老师，吹空调咳嗽加重，流清鼻涕，但是舌尖红点怎么加药呢？

张庆军回答：加生石膏。

❾ 问：老师，头晕可以看作是头痛一样吗？

张庆军回答：不可以。

❿ 问：（1）老师，第一次时合上柴胡桂枝汤会不会疗效更好？

张庆军回答：应该会效果更好。

（2）另外吃冰淇淋后是否属食复病？

张庆军回答：不属于。食复严格来说，就是病好了，吃的多了，吃的油腻了，然后复发了。

⓫ 问：老师好，吃了雪糕类，气管有丝丝声，不咳，也可以用"干姜细辛五味子"吗？

张庆军回答：可以。

⓬ 问：老师，芤脉的肩周炎能用柴胡剂吗？

张庆军回答：尽量不用，补身体就可以了。

⓭ 问：鼻窦炎导致的头疼是全头痛吗？有没有位置规律？

张庆军回答：没有规律。

⓮ 问：老师好！冬天手脚发凉，夏天手心发热，不出汗，不怕风，不怕冷，觉得体内有热老是跑不出去，老觉得乏力，其他经没有问题，脉无力，会是啥处方？

张庆军回答：十四味建中汤，朱进忠老师的经验。

⑮ 问：老师，肩膀痛，打了封闭针，疼痛缓解，但是全身抽筋，腰疼。是不是伤到肝肾了？

张庆军回答：不清楚。抽筋可以吃龙牡壮骨颗粒。

📖 案例2

魏某，男，42岁，郑州市人。

2022年6月10日一诊，主诉：白天没有精神，容易犯困；看书后容易头痛，平时用脑多；乏力。问诊：不怕冷不怕热；出汗偏少；口不苦；吃凉的不难受；大便正常；睡眠可以；舌质淡苔薄白；脉有力。

【处方】葛根汤合三仙汤。

葛根30g，麻黄3g，桂枝9g，白芍9g，炙甘草6g，生姜9片，大枣6枚，仙鹤草30g，仙灵脾15g，仙茅9g。

7剂，水煎服。配合中成药归脾丸。

2022年6月24日二诊：服药后精神明显好转；白天不犯困了；这次因为脖子湿疹再次就诊。

现在讲解这个病案：男性42岁，主诉是白天没有精神，容易犯困。看书以后容易头疼，平时用脑多，感觉身体乏力。

脉有力。如果脉无力的情况下没有精神，考虑少阴病，但是现在病人脉有力。

大便正常，不怕冷，不怕热，口不苦，出汗少。

选择葛根汤，病人觉得身体乏力，用了三仙汤；用脑过度，思考后容易头疼，用了归脾丸。

葛根30g，麻黄3g，桂枝9g，白芍9g，炙甘草6g，生姜9片，大枣6枚，仙鹤草30g，仙灵脾15g，仙茅9g。

病人吃药以后，精神明显好转，白天不犯困了。

临床治病要围绕着病人的主诉来治疗。就是病人来找我们看病，他想解决什么问题，他最痛苦的症状是什么？我们要给病人解决。

但是有时候病人一下子说了七八个症状，到底先解决哪一个啊？我的经验很简单，先解决我们最有把握的那一个。比如说病人其中有一个症状是腿抽筋，好了今天晚上就让你见效，用什么呀？龙牡壮骨颗粒。

第一，紧紧围绕病人的主诉来解决问题；第二，有好多主诉的时候，我们选把握最大的那个先解决。

一定要让病人快见效，吃药后感觉到效果，这样对我们增加了信心，为下一步的治疗做好了铺垫。

我们再来回顾一下案例1，病人要求解决什么呀？解决头疼眼疼牙疼，解决疼痛的问题。

所以我们先用了什么呀？先用了散偏汤，我们用散偏汤治疗三叉神经痛的把握是非常大的，成功率非常高。当然不能说三叉神经痛都是散偏汤证，那是不可能的事情，但是确实这个方子对三叉神经痛的效果非常好。然后第二次病人主诉是什么呀？主诉变成肩周炎了，所以合上了柴胡桂枝汤，解决了肩周炎的问题；第三次病人又要求解决什么呀？要求解决咳嗽，我们又加了干姜、细辛、五味子来解决咳嗽。这是第一个病人的具体情况，这就是紧紧围绕病人的主诉来解决问题，当然我们还是要辨证的。

现在案例2病人的要求是什么呢？他要求解决没有精神、乏力。乏力我们有把握用三仙汤，仙鹤草、仙茅、仙灵脾。用脑多，看书以后头疼，思考以后出现的问题用什么呀？用归脾汤，也可以用归脾丸，也可以用同仁堂生产的人参健脾丸，大家记住同仁堂生产的人参健脾丸就是归脾丸，只不过里面用的是人参。

对于三阳病精神不太好的用葛根汤；三阴病精神不好的是少阴病，都是附子剂。

问答

16 问：请问老师，看电脑时间长了眼睛干眼睛涩，要考虑什么？

张庆军回答：酸枣仁汤。

17 问：老师，那这么看精神差和嗜卧是两个概念哈，刚开始以为这个患者用小柴胡汤呢！

张庆军回答：是两个概念。嗜卧是总想睡觉。

📖 案例3

李某，男，65岁，郑州市人。

2023年4月15日一诊，主诉：小便滴沥不尽，尿等待，排尿困难；小肚子坠胀；夜尿次数多；腰痛；睡眠差（因小便次数多影响睡眠）；舌质红苔薄白；脉搏指重压无力；腹诊：肚脐下、耻骨上压痛。

【处方】抵当汤合真武汤

烫水蛭2g，土鳖虫4g，桃仁6g，大黄1g，茯苓9g，白芍9g，生姜3片，白术9g，黑顺片9g。

5剂，配合中成药金匮肾气丸（北京同仁堂）。

2023年4月23日二诊：症状无明显变化，小肚子坠胀；夜尿次数多。加大真武汤剂量。

【处方】抵当汤合真武汤

烫水蛭2g，土鳖虫4g，桃仁6g，大黄1g，茯苓9g，白芍12g，生姜3片，白术30g，黑顺片9g。

5剂，配合中成药金匮肾气丸；补中益气丸。

2023年4月30日三诊：腰痛症状减轻；夜尿次数减少；排尿比之前稍

顺畅；患者这次说有肾结石病史。

原方合猪苓汤。

烫水蛭 2g，土元 4g，桃仁 6g，大黄 1g，茯苓 9g，白芍 12g，生姜 3 片，白术 30g，黑顺片 9g，猪苓 9g，泽泻 15g，女贞子 15g，滑石 10g。

5 剂，继续吃中成药金匮肾气丸和补中益气丸。

2023 年 5 月 6 日四诊：腰痛好了，全身有劲了；小肚子不下坠了；夜尿 2 ～ 3 次每晚；排尿比之前顺畅了。

原方继续 7 剂。

我们来看病案，65 岁的男性，前列腺增生，前列腺肥大。这是老年男人常见病，几乎百分之八十的都有。

诊断也很简单，尿等待，尿不净，排尿困难。

老人夜尿次数多，腰疼，因为小便次数多，影响到了睡眠，我们首选什么呀？金匮肾气丸。这个经验要记住，成功率非常高。

前列腺增生的病人一般耻骨上压痛，都是能够腹诊检查出来的。

所以要用抵当汤。老年男性的前列腺炎首选抵当汤合上真武汤。

烫水蛭 2g，土鳖虫 4g，桃仁 6g，大黄 1g，茯苓 9g，白芍 9g，生姜 3 片，白术 9g，黑顺片 9g。

配合中成药金匮肾气丸，北京同仁堂生产的。

到第二次来就诊的时候，症状没有明显的变化，小肚子坠胀，夜尿的次数多。这个时候我认识到了一个问题，什么问题？真武汤用的剂量小了，于是就加大了真武汤的剂量。

烫水蛭 2g，土鳖虫 4g，桃仁 6g，大黄 1g，茯苓 9g，白芍 12g，生姜 3 片，白术 30g，黑顺片 9g。

中成药除了金匮肾气丸之外，又加了一个补中益气丸，为什么呀？因为他的小肚子坠胀，这是大气下陷。大气下陷现在应该用升陷汤的，这里用了补中益气丸，也是可以起到差不多的作用。这个病人应该以补为主，以攻为辅。第二次及时调整了思路，加大了补药的剂量。其次病人还有气虚的因素我们没有考虑到，这一次考虑到了，用了补中益气丸。经过调整以后，到第三次来诊时病人的腰疼症状减轻了。腰疼用金匮肾气丸，我有经验的，一般两周效果比较明显，病人恰好用了两周，所以腰疼症状减轻了，夜尿的次数也减少了，这都是金匮肾气丸的作用，排尿比之前稍微顺畅。

病人这次他说了有肾结石的病史，肾结石我们首选猪苓汤。

烫水蛭 2g，土元 4g，桃仁 6g，大黄 1g，茯苓 9g，白芍 12g，生姜 3 片，白术 30g，黑顺片 9g，猪苓 9g，泽泻 15g，女贞子 15g，滑石 10g。

继续吃中成药金匮肾气丸与补中益气丸。

到第四诊的时候，病人腰疼好了，全身有劲儿了，小肚子也不下坠了，夜尿一般每天晚上两到三次。三次之内就算正常，排尿比之前顺畅多了。又继续开了 7 天的药。今天咱们第三个病案讲的是前列腺增生、前列腺肥大的病案。关于前列腺增生、前列腺肥大的病案，目前的认识是这样的，一个是抵当汤证，一个是真武汤证，都是老年男性比较常见，所以说真武汤的剂量要大，抵当汤的剂量要小。

除了阳虚之外用真武汤，还要考虑到病人有气虚的因素，用黄芪剂，比如说用升陷汤，用补中益气汤，用补阳还五汤，这都是我们将来要走的路。

问答

18 问：老师，一个六十几岁的男士，天气一热就尿血，怎么治疗？

张庆军回答：怕热。猪苓汤加上生脉饮。

19 问：小便憋不住，一急就漏出来了，考虑虚劳里急？

张庆军回答：是的。不过小便失禁更多的是气虚，肾虚。

20 问：老师，当患者来复诊时，第一次处方症状没有什么变化的时候，怎么判断是病重药轻，还是属于不效就更方的类型？

张庆军回答：因为我以前用抵当汤合真武汤治好了很多的前列腺增生，所以心里很有把握，才考虑到是比例问题。

总结一下，三叉神经痛首选散偏汤；腰痛首选金匮肾气丸；肾结石首选猪苓汤；前列腺增生首选抵当汤合真武汤。

大家把这些掌握了以后，临床上最起码先有了一个比较锋利的武器，可以解决百分之六七十病人的临床问题。剩下的一部分，咱们还继续学习，还得攻关对不对？

二、友新笔记

1. 头痛的诊断

最常见于鼻窦炎；其次见于三叉神经痛，脑瘤疼痛需要拍 CT 排除。

2. 三叉神经痛

【首选方案】散偏汤＋细辛。

【组成】川芎 30g，白芷 2g，白芍 15g，白芥子 9g，香附 6g，柴胡 3g，郁李仁 3g，甘草 3g，细辛 3g。

细辛不是三叉神经痛的专药，是止疼药。细辛用 9g 效果更佳。

如果患者便溏，还是使用郁李仁。

脉无力的，也是首选散偏汤，需要加补药。

3. 眼睛怕光与眼睛怕黑

（1）眼睛怕光 ＝ 眼睛怕热。

● 如果脉有力，属于石膏剂。

- 如果脉无力，怕光，属于肝阴虚，用墨旱莲、女贞子。

（2）眼睛怕黑属于夜盲症，缺乏维生素 A。

- 如果怕夜里的黑，属于胆小。

4. 肩周炎治疗方案

（1）肩周炎都是柴胡剂。

（2）左肩周炎常见——柴胡桂枝汤。

（3）右肩周炎常见——大柴胡汤。

（4）但是病案的病人特殊，就根据临床表现用了具体处方。

（5）芤脉的肩周炎尽量不用柴胡剂，补身体就行。

5. 三阳病精神差治疗方案

【治疗方案】葛根汤。

【拓展】

①脉无力，无精神，考虑少阴病附子剂。

②精神差和嗜卧是两个概念，嗜卧是总想睡觉，考虑小柴胡汤。

6. 前列腺增生肥大的治疗

（1）首选处方：抵当汤合真武汤（注意补药剂量大，攻药剂量小一些）。

【组成】烫水蛭 2g，土鳖虫 4g，桃仁 6g，大黄 1g，茯苓 9g，白芍 12g，生姜 3 片，白术 30g，黑顺片 9g。

前列腺增生患者一般腹诊耻骨上压痛——抵当汤。

夜尿三次以内算正常。

（2）除了阳虚，还考虑气虚，伴小肚子坠胀的，考虑大气下陷，用升陷汤 / 补中益气丸。

三叉神经痛

女，56 岁。2023 年 7 月 1 日来诊。突发右侧眼睛疼痛半月，伴右侧牙痛，右侧头痛；在医院眼科检查没有青光眼，没有明显异常；口服西药效果不好。患者舌质淡苔腻；脉有力；根据患者症状，诊断为三叉神经痛。

【处方】散偏汤加细辛、薏苡仁。

川芎 30g，白芷 2g，白芍 15g，白芥子 9g，香附 6g，柴胡 3g，郁李仁 3g，甘草 3g，细辛 3g，薏苡仁 30g。

5 剂，水煎服。

【讲解】头痛最常见于鼻窦炎，其次见于三叉神经痛，脑瘤疼痛需要拍 CT 排除。

【二诊】服药后右眼疼痛减轻；头痛、牙痛均减轻；眼睛怕光；患者眼睛痛减轻了，这次说她还有个老毛病就是右肩周炎，经常性的右肩膀痛；问诊患者平时怕冷，爱出汗；大便正常；睡眠可以。

【处方】散偏汤加细辛、薏苡仁合柴胡桂枝汤加生石膏。

川芎 30g，白芷 2g，白芍 15g，白芥子 9g，香附 6g，柴胡 3g，郁李仁 3g，甘草 3g，细辛 3g，薏苡仁 30g，柴胡 18g，黄芩 6g，党参 6g，姜半夏 6g，桂枝 6g，生姜 3 片，大枣 3 个，生石膏 30g。

5 剂，水煎服。

【反思】服药后未治愈的原因是细辛用量太小，细辛若用 9g 效果更佳。

【讲解】

1.川芎是头痛专药，头痛病人川芎用量建议 50g。

2. 眼睛怕光 = 眼睛怕热，脉有力——石膏剂。

3. 肩周炎脉有力，怕冷、爱出汗——太阳病桂枝剂，处方柴胡桂枝汤。

【三诊】眼睛疼痛完全消失，头痛、牙痛均消失；患者说完全恢复到了正常；这几天因为吃了两个冰激凌，引起了咳嗽，干咳无痰。

【处方】散偏汤加细辛、薏苡仁；合柴胡桂枝汤；加生石膏、干姜、五味子。

川芎 30g，白芷 2g，白芍 15g，白芥子 9g，香附 6g，柴胡 3g，郁李仁 3g，甘草 3g，细辛 3g，薏苡仁 30g，柴胡 18g，黄芩 6g，党参 6g，姜半夏 6g，桂枝 6g，生姜 3 片，大枣 3 个，生石膏 30g，干姜 9g，五味子 6g。

5 剂巩固治疗。5 剂后咳嗽消失。

【讲解】食凉引起咳嗽，用干姜、细辛、五味子。

没精神 看书头痛 困顿

魏某，男，42 岁。主诉：白天没有精神，容易犯困；看书后容易头痛，平时用脑多；乏力。问诊不怕冷不怕热；出汗偏少；口不苦；吃凉的不难受；大便正常；睡眠可以；舌质淡苔薄白；脉有力。

【处方】葛根汤合三仙汤。

葛根 30g，麻黄 3g，桂枝 9g，白芍 9g，炙甘草 6g，生姜 9 片，大枣 6 枚，仙鹤草 30g，仙灵脾 15g，仙茅 9g。7 剂。

配合中成药归脾丸。

【二诊】服药后精神明显好转；白天不犯困了；这次因为脖子湿疹再次就诊。

【讲解】

1. 三阳病精神差治疗方案——葛根汤。

2. 乏力——三仙汤。

3. 用脑过度，思考后头痛——归脾汤 / 归脾丸 / 人参健脾丸。

病案3

前列腺增生肥大

李某，男，65岁。2023年4月15日一诊。主诉：小便滴沥不尽，尿等待，排尿困难；小肚子坠胀；夜尿次数多；腰痛；睡眠差（因小便次数多影响睡眠）；舌质红苔薄白；脉搏指重压无力；腹诊：肚脐下、耻骨上压痛。

【处方】抵当汤合真武汤。

烫水蛭 2g，土鳖虫 4g，桃仁 6g，大黄 1g，茯苓 9g，白芍 9g，生姜 3 片，白术 9g，黑顺片 9g。5 剂，配合中成药金匮肾气丸（北京同仁堂）。

【讲解】腰痛、睡眠差（因小便次数多影响睡眠）——首选金匮肾气丸。

【讲解】前列腺增生患者一般腹诊耻骨上压痛——抵当汤。

【二诊】症状无明显变化，小肚子坠胀；夜尿次数多；此时认识到真武汤剂量用的小了。

加大真武汤剂量。

【处方】抵当汤合真武汤。

烫水蛭 2g，土鳖虫 4g，桃仁 6g，大黄 1g，茯苓 9g，白芍 12g，生姜 3 片，白术 30g，黑顺片 9g。

5 剂，配合中成药金匮肾气丸；补中益气丸。

【讲解】小肚子坠胀——大气下陷，升陷汤/补中益气丸。

【三诊】腰痛症状减轻；夜尿次数减少；排尿比之前稍顺畅；患者这次说有肾结石病史；原方合猪苓汤。

烫水蛭2g，土元4g，桃仁6g，大黄1g，茯苓9g，白芍12g，生姜3片，白术30g，黑顺片9g，猪苓9g，泽泻15g，女贞子15g，滑石10g。

5剂，继续吃中成药金匮肾气丸；补中益气丸。

【讲解】腰痛使用金匮肾气丸一般2周效果明显。

【讲解】肾结石首选处方：猪苓汤。

【四诊】腰痛好了，全身有劲了；小肚子不下坠了；夜尿2～3次每晚；排尿比之前顺畅了。原方继续7剂。

经验分享

- 桂枝剂的怕风爱出汗，用药后不怕风，但仍出汗多，用山萸肉，生龙骨，生牡蛎。这是张锡纯的经验。

- 患者主诉多的，先治疗拿手的。

- 劳累后视物不清，是过度劳累引起的，考虑虚劳病的可能性比较大。

- 看电脑时间长眼睛涩——酸枣仁汤。

- 用了大柴胡汤+桃核承气汤+妇科湿热大合方，大便反而干燥了，原因是体内缺水，用增液汤。

- 舌底赘肉红赤肿胀增生，用越婢加术汤合去瘀血处方。

- 吃了凉东西引起的咳嗽——干姜、细辛、五味子。

  吃了雪糕类，气管有丝丝声，不咳，也可以用"干姜、细辛、五味子"。

- 男性天热即尿血，属于怕热，用猪苓汤＋生脉饮，不效考虑导赤散、八正散。

- 冬天手脚发凉，夏天手心发热，不出汗，不怕风，不怕冷，觉得体内有热老是跑不出去，老觉得乏力，其他经没有问题，脉无力，用十四味建中汤。朱进忠老师的经验。

- 小便憋不住，急则漏出，除了考虑虚劳里急，更考虑气虚、肾虚。

- 头皮屑多、头皮出油多、有味道、面部痘痘多，首选防风通圣丸。

三、友新医案

📖 前列腺增生案

曾某，男，52岁，2024年4月以"小便不畅"为主诉来诊。症见：前列腺肥大，小便不通畅，起夜多，双脚浮肿。腹诊耻骨上压痛，舌质淡，舌苔水滑，舌苔略腻，有唾液线，右手搏指脉（无力），左手脉有力。

病脉证治处方分析：

【病】少阴病水分证，虚劳病。

【脉】右手搏指脉（无力），左手脉有力。

【证】小便不通畅，舌苔水滑；夜尿多；腹诊耻骨上压痛；舌诊有唾液线。

【治】真武汤、抵当汤、温胆汤加滑石粉、薏苡仁、益母草。配合中成药金匮肾气丸。

【处方】烫水蛭3g，土鳖虫9g，桃仁10g，大黄1g，黑顺片6g，茯苓20g，白术15g，白芍10g，竹茹10g，炒枳实10g，陈皮10g，制天南星9g，滑石粉12g（包煎），生薏苡仁30g，益母草30g，生姜9g。14付，水煎服。

另服中成药金匮肾气丸（同仁堂牌），按说明服用。

【二诊】小便变得通畅，夜尿减少，走路感觉轻便，脚肿减轻。效不更方，14付，水煎服。

【分析】男性前列腺问题，大部分需要用抵当汤，中成药可以用逐瘀通脉胶囊替代。脉无力一般是真武汤合抵当汤证，可根据情况调节使用比例，另外，《金匮要略》妇人杂病篇中强调抵当汤也治疗男子膀胱满急。男子使用时注意加滑石。

四、友新总结

本节课程的知识点总结

1. 三叉神经痛首选散偏汤加细辛。脉无力的，需要加补药。

2. 肩周炎脉有力、怕冷、爱出汗的，处方柴胡桂枝汤。

3. 吃凉东西引起的咳嗽，处方加干姜、细辛、五味子。

4. 三阳病精神差，考虑葛根汤。

5. 用脑过度、思考后头痛的，用归脾汤。

6. 前列腺增生患者一般腹诊耻骨上有压痛，考虑抵当汤。

7. 肾结石的首选处方是猪苓汤。

本节课程相关知识点补充

1 三叉神经痛

①火气上冲的三叉神经痛类型，一般在吃辣后发作，判断为阳明病，

可以考虑三黄泻心汤、下瘀血汤（结合腹诊）等。

②缺水导致的三叉神经痛，考虑芍药甘草汤，有典型的腹诊特征，即腹肌紧张按不动。但见一腹诊症状便是。

③三叉神经痛疼痛影响情志，出现发狂表现的，考虑瘀血处方，如桃核承气汤、抵当汤等。

④三叉神经痛剧烈到痛哭流涕的，首选甘麦大枣汤。

2 精神差

①精神差、脉沉但有力的，考虑阳明病，首选大承气汤急下。

②脉无力、精神差、四肢凉诊断为少阴病。

③脉无力、精神差、后背怕冷、骨节疼痛，用附子汤。

④脉无力、精神差、舌苔水滑，属水分证，用真武汤。

⑤脉无力、精神差、心烦、失眠、舌尖红，用黄连阿胶汤。

3 前列腺增生

①老年慢性前列腺炎、前列腺增生引起小便困难，可以采用病脉证治处方合上抵当汤。

②脉无力，最常用真武汤合抵当汤。前列腺增生患者腹诊大概率耻骨上有压痛。

③前列腺增生，伴见小便中出现白黏物质时，考虑慢性前列腺炎，可以考虑痈病，用肺痈大合方的思路。

④前列腺增生、尿急的常用经方是：真武汤、抵当汤、小建中汤、五苓散。

第十二讲

带状疱疹后遗痛、脑震荡、
胃痛医案讲解

一、网络课讲稿

大家好，我们今天晚上接着讲课。

来看一下这个医案。

📖 案例1

许某，女，41岁，郑州市人。2023年3月25日来诊。头部右侧带状疱疹一周；右半侧头痛难忍，阵发跳痛伴耳朵肿胀疼痛；右肩膀疼痛，脖子难受；问诊有怕冷，出汗多；口不苦，口干喝水不解渴；大便不成形；舌质淡苔白腻；脉有力；腹诊：无压痛。

【处方】柴胡桂枝汤合瓜蒌红花甘草汤加薏苡仁、葛根。

柴胡24g，黄芩9g，清半夏9g，西洋参9g，炙甘草9g，桂枝9g，白芍9g，生姜3片，大枣3枚，全瓜蒌30g，红花3g，薏苡仁30g，葛根40g。5剂，水煎服。

2022年4月1日二诊，症见：头痛明显减轻，耳朵胀痛减轻；有头皮发紧的感觉。

原方再吃 5 付；每天晚上吃一粒快克，连吃两天。

2022 年 4 月 8 日三诊：疱疹已经没有了；偶尔还有一点头痛，耳朵胀痛没有了；头皮发紧的感觉没有了。

原方继续吃五付。

2022 年 4 月 17 日，因失眠再次就诊，头部带状疱疹已经完全康复了。

我们来看这个医案，这是一个带状疱疹的病人，带状疱疹是临床的常见病，这个病一定要治好，因为治不好会给病人留下后遗症的。有好多的病人一辈子带状疱疹后遗痛都没有治好，你想多大的痛苦啊！

这个病人头部的带状疱疹得了一星期，疼痛比较厉害，神经痛都是非常厉害的，带状疱疹也是涉及到神经的疼痛了，所以疼痛比较剧烈。要讲的第一个知识点是什么呢？就是所有的带状疱疹病毒，或者叫疱疹病毒，其特效药都是薏苡仁，这是中西结合的一个知识点。另外病人的脖子难受，加葛根，这也是我们常规的处理方案。瓜蒌红花甘草汤是治疗带状疱疹的特效处方。为什么呀？咱们以前也讲过，带状疱疹辨证是属于胸痹病的。胸痹病里面最主要的药是什么呀？就是瓜蒌、薤白、半夏这一类，主要是全瓜蒌这个药，所以瓜蒌红花甘草汤是带状疱疹的特效方。

我们来看一下这个病人的辨证过程，脉有力，三阳病，怕冷出汗多，这是太阳病里面的桂枝剂。病人右半侧头疼，用了什么呀？用了柴胡剂。所以病人处方是柴胡桂枝汤，这是伤寒病辨证以后，用了柴胡桂枝汤。然后再合上瓜蒌红花甘草汤，加了薏苡仁、葛根。

【处方】柴胡 24g，黄芩 9g，清半夏 9g，西洋参 9g，炙甘草 9g，桂枝 9g，白芍 9g，生姜 3 片，大枣 3 枚，全瓜蒌 30g，红花 3g，薏苡仁 30g，葛根 40g。

这是以前的医案，如果现在用，就会把生姜变成 9 片，大枣变成 9 个。现在我已把生姜和大枣的用量增加了，这是最近的一个改变。生姜如果用 9

片，一般大概就是 30g。病人吃了五付药以后，第二次来的时候头痛明显减轻，耳朵的胀痛也减轻了，但是他还有头皮发紧的感觉。头皮发紧这是太阳病里面的麻黄剂。

现在我们处理头皮发紧这个感觉有两套方案可以选择：第一套方案就是加上麻黄，如果病人出汗多，必须再加生石膏。我选择了一个简单的方案，就是原来的处方不变，因为这个效果比较好，效不更方。那么头皮发紧怎么解决呢？让他每天晚上吃一个快克，快克里面的主要成分就是麻黄。另外有的病人说头皮不能摸，一摸就疼得受不了，这也是麻黄剂，是因为病人受了风寒了，感冒了，这是临床常见的情况。

第三次就诊的时候，疱疹已经没有了，偶尔还有一点点的头疼，耳朵胀痛没有了，头皮发紧的感觉也没有了，继续又吃了 5 付药。到第 4 次来诊的时候带状疱疹全部康复，没有留下后遗症。大家记住，我们治疗带状疱疹一定不能给病人留下后遗症，留下后遗症就叫治疗失败。

我现在急性带状疱疹治的稍微少一些，带状疱疹后遗痛倒是治了不少，效果还是很不错的，我觉得成功率非常高的，所以说带状疱疹后遗痛是可以治好的。

问答

❶ 问：带状疱疹如何快速止痛，好多吃三天减轻还痛就不再来了，如何不留后遗症呢？

张庆军回答：只要注意解表，比如用快克，用麻黄，用桂枝，就不会留后遗症了。就怕一味地清热解毒。

❷ 问：遗留微痒，不影响生活，怎么处理？

张庆军回答：桂枝麻黄各半汤瓜蒌红花甘草汤合方。

❸ 问：头皮发紧的第二套解决方案是？

张庆军回答：第一套快克；第二套麻黄加生石膏。

④ 问：带状疱疹需要根据位置不一样来区别处方吗？

张庆军回答：基本不用。

⑤ 问：男，30 岁，怕热不怕冷，怕风，感觉有风往身体里钻，风吹后头痛，大便非常黏腻。如何处方？

张庆军回答：白虎加桂枝汤再加薏苡仁。

⑥ 问：有个带状疱疹后遗症的，右前胸右侧上背部瘙痒、右踝部瘙痒 1 周，此处疼痛部位为带状疱疹后遗症处，遗留瘙痒，脉有力。

张庆军回答：桂枝麻黄各半汤、全瓜蒌红花甘草汤再合一个柴胡剂。

📖 案例2

郭某，男，10 岁，山东人。

2023 年 4 月 8 日一诊，症见：因外伤引起脑震荡 1 年；不定时会头痛头昏；手指甲倒刺。

【处方】代赭石 15g，30 付；煮水喝；三七粉；一次 2g，一天两次。三精牌葡萄糖酸锌口服液。

2023 年 5 月 13 日二诊，症见：服药后头痛次数减少；因和同学打闹头部被打，头又开始疼了；平时大便干；心烦胆小，舌质淡舌尖红苔薄白；脉有力；腹诊：右少腹、耻骨上压痛。

【处方】柴胡加龙骨牡蛎汤合抵当汤；大黄牡丹汤。

柴胡 18g，黄芩 6g，桂枝 6g，茯苓 6g，生龙骨 15g，生牡蛎 15g，代赭石 30g，大黄 2g，清半夏 6g，党参 6g，生姜 3 片，大枣 3 个，烫水蛭 2g，土元 2g，桃仁 6g，牡丹皮 6g，冬瓜子 15g，芒硝 3g。20 剂，水煎服。

2023 年 6 月 17 日三诊，症见：服药后头痛次数明显减少；偶尔还会有点痛。

原方 10 剂巩固治疗。

大家来看这个病案，脑震荡后遗症。常见病是吧？现在的车祸这么多，外伤这么多，意外很多的，所以我们也要学会治疗脑震荡后遗症。脑震荡后遗症的主要表现就是头疼、头昏，有的记忆力下降，有的头晕等等都是头部的症状。

脑震荡后遗症的特效药是什么呢？代赭石。

病人第一次来的时候，我给他先开了一个代赭石，然后开了三七粉。另外手指甲有倒刺，这是缺锌，用了葡萄糖酸锌口服液，三精牌的，治缺锌是非常有把握的，他吃了药效果很好，但是又出现什么？又被打了头。然后他平时大便干，心烦胆小。做腹诊也有问题，右少腹有压痛，耻骨上有压痛。右少腹压痛用大黄牡丹汤，耻骨上压痛用抵当汤。病人脉有力选择了柴胡加龙骨牡蛎汤。另外心烦胆小等于柴胡加龙骨牡蛎汤。

柴胡加龙骨牡蛎汤里面含有代赭石，我们非常需要用代赭石这个药来治疗脑震荡后遗症，所以选择的处方是柴胡加龙骨牡蛎汤合抵当汤、大黄牡丹汤。

柴胡 18g，黄芩 6g，桂枝 6g，茯苓 6g，龙骨 15g，牡蛎 15g，代赭石 30g，大黄 2g，清半夏 6g，党参 6g，生姜 3 片，大枣 3 个，烫水蛭 2g，土元 2g，桃仁 6g，牡丹皮 6g，冬瓜子 15g，芒硝 3g。

代赭石第一次我用了 15g，但是这一次呢，直接加大剂量了，变成 30g 了，实际上用量还小。

这里特别地说一下烫水蛭的问题，我不知道别人怎么用的，别人好多医案里面写的是生水蛭。但如果我用生水蛭，病人吃了肯定恶心、反胃难受，没有办法。看张锡纯老师他们用的都是生水蛭，我一用生水蛭病人就出反应，所以我现在坚决不用生的了，一直用的是烫水蛭。验证来验证去就这样，如果是入煎剂的话，我是一定要用烫过的，用制水蛭，绝对不用生水蛭。

到第三次来的时候，病人吃药以后头疼次数明显减少，偶尔还会有一点点的疼，又给他开了几付药，巩固治疗。我讲的这些病都是临床常见病，像带状疱疹、脑震荡后遗症都是常见病。大家要学一些常见病的特效药首选方，把这些学会了，你就可以解决大部分病人的痛苦了。

问答

7 问：一般这个葡萄糖酸锌口服液要吃多久？

张庆军回答：一盒。以后手上倒刺又出现了，再吃。

8 问：通窍活血汤中的麝香，能用啥代替吗？

张庆军回答：麻黄、白芷、九香虫都可以。

9 问：老师，最近接诊一个小脑共济失调，一个脑垂体瘤，在病脉证治的基础上，还有没有特殊疗法，请老师指导？

张庆军回答：首选麻黄附子细辛汤或者真武汤。其次，脑垂体瘤的特效药是炒麦芽。

10 问：老师，葡萄糖酸锌口服液，抓手是什么，如果病人没有倒刺呢，怎么知道是缺锌？

张庆军回答：没有倒刺，就不会缺锌的，和化验一样准确。

11 问：大黄牡丹汤在这次的合方当中，大黄只用了2g，为什么不是按照大黄牡丹汤的比例来？

张庆军回答：大黄我用的剂量都偏小，根据病人大便情况用的。

12 问：带状疱疹里面那个薏仁，可以生用打粉冲服吗？

张庆军回答：可以。

13 问：老师，这个第二诊上手就是20付，是基础量吗，一般用多少付能除根呀？

张庆军回答：病人比较远，所以开了三周的。

14 问：张老师，带状疱疹后遗症疼痛，一般用什么处方比较好？

张庆军回答：气虚的，首选补阳还五汤。

📖 案例3

李某，女，58 岁，河南周口人。

经常会胃痛，时时有刺痛感，跟饥饱没关系；没有明显诱因就会胃痛；曾经做胃镜提示有慢性胃炎，胃溃疡；幽门螺杆菌阳性；舌质淡苔薄白；脉有力。

【处方】四合汤。

高良姜 10g，醋香附 10g，百合 30g，乌药 10g，丹参 30g，檀香 6g，砂仁 6g，炒蒲黄 9g，醋五灵脂 9g。5 剂。

患者服药后未来复诊。后来患者一亲戚来就诊，是这位患者介绍来的；说 5 付药就治好了她几年的胃痛。

我们来看这个病案，胃痛病人多不多呀？超级多的是吧。

经方里面治疗胃痛的处方最主要是什么呀？小陷胸汤，我们可以通过腹诊的方法来确定。

以前呢，我治疗胃痛的这个手段比较单一，效果不太好，后来学会了用四合汤，效果就明显上升了，把握就大了，胃痛的首选方就是四合汤。

四合汤是焦树德的经验。

其中高良姜、香附，是一个汤；百合、乌药是一个汤；丹参、檀香、砂仁是一个汤；蒲黄和五灵脂又是一个汤，叫失笑散啊，所以叫四合汤，就是把这四个汤全部合起来。

临床验证有效率非常的高，所以郑重地给大家推荐。

这个病人经常胃疼，没有明显诱因的时候也会疼痛，当然胃镜就别说了，就那几样，什么胃炎，胃溃疡，红斑糜烂性啊，反正就那几样。幽门螺杆菌阳性，这个幽门螺杆菌阳性，我给大家说一下。

解决方案有两种，有两个药物，第一个药物是热证类型的用蒲公英；第二个药物是寒证类型的用干姜加蒲公英，大概用 20 ～ 30 天就可以让病人再去检查了。

现在临床上要求治疗幽门螺杆菌的病人还真的很多，他们有些用了四联，有的人效果也不好，有的人呢，吃了四联胃超级难受，那几样药都刺激胃，所以要求用中医的方法来解决这个问题。热证类型的幽门螺杆菌用蒲公英 15g，20g 都可以，寒证类型的幽门螺杆菌用干姜 6 ～ 9g，加上蒲公英 15g。

上面这个胃痛的病人吃了 5 付药就治愈了好几年的胃疼，效果超级理想。

今天讲课总结：

　　1. 疱疹病毒特效药：薏苡仁。

　　2. 脑震荡特效药：代赭石。

　　3. 幽门螺杆菌特效药　$\begin{cases} \text{热证：蒲公英} \\ \text{寒证：干姜加蒲公英} \end{cases}$

　　4. 胃疼首选方：四合汤。

二、友新笔记

1. 带状疱疹

（1）特效方：瓜蒌红花甘草汤（带状疱疹可看作胸痹病）。

【组成】全瓜蒌 30g，红花 3g，甘草 6g。

（2）所有疱疹病毒特效药都是薏苡仁。

（3）如何不留后遗症？注意解表，比如用快克、麻黄、桂枝，不要一味清热解毒。

【拓展】头皮发紧或头皮痛的不能碰——太阳病之麻黄剂。

①加麻黄，若出汗，加生石膏；②每晚吃快克。

（4）带状疱疹遗留微痒，不影响生活，用桂枝麻黄各半汤合瓜蒌红花甘草汤。

若单侧或关节部位明显，结合柴胡剂。

（5）带状疱疹后遗疼痛，气虚的，首选补阳还五汤。

2. 胃痛

【特效方】四合汤（焦树德经验方）四个方子合用，有效率非常高。

【参考剂量】高良姜 10g，醋香附 10g，百合 30g，乌药 10g，丹参 30g，檀香 6g，砂仁 6g，炒蒲黄 9g，醋五灵脂 9g。

（1）高良姜、香附——良附丸。

（2）百合、乌药——百合汤。

（3）丹参、檀香、砂仁——丹参饮。

（4）炒蒲黄、五灵脂——失笑散（瘀血）。

本方治疗长期难愈的胃脘痛，或者曾服其他治胃痛药无效者。

3. 幽门螺杆菌阳性专药

（1）一般 20～30 天可化验。

（2）热证类型专药用蒲公英 15g。

（3）寒证类型专药用干姜 9g＋蒲公英 15g。

病案 1

头部带状疱疹

许某，女，41 岁，头部右侧带状疱疹一周；右半侧头痛难忍，阵发跳痛伴耳朵肿胀疼痛；右肩膀疼痛，脖子难受；问诊有怕冷，出汗多；口不苦，口干喝水不解渴；大便不成形；舌质淡苔白腻；脉有力；腹诊：无压痛。

【处方】柴胡桂枝汤合瓜蒌红花甘草汤加薏苡仁、葛根。

柴胡 24g，黄芩 9g，清半夏 9g，西洋参 9g，炙甘草 9g，桂枝 9g，白芍 9g，生姜 3 片，大枣 3 枚，全瓜蒌 30g，红花 3g，薏苡仁 30g，葛根 40g。

5 剂，水煎服。

【讲解】所有疱疹病毒特效药都是薏苡仁。

瓜蒌红花甘草汤——带状疱疹特效方

脉有力，怕冷，出汗多——太阳病桂枝剂；

半侧痛——柴胡剂；脖子难受加葛根。

目前生姜 9 片（30g 左右）大枣 9 个——常规用量。

【二诊】头痛明显减轻，耳朵胀痛减轻；有头皮发紧的感觉。

原方再吃 5 付；每天晚上吃一粒快克，连吃两天。

【讲解】头皮发紧或头皮痛的不能碰——太阳病之麻黄剂。

【方法】①处方+麻黄，有出汗问题，加生石膏；②每晚吃快克。

【三诊】疱疹已经没有了；偶尔还有一点头痛，耳朵胀痛没有了；头皮发紧的感觉没有了。

原方继续吃 5 付。

2022 年 4 月 17 日因失眠再次就诊，头部带状疱疹已经完全康复了。

脑震荡后遗症

郭某，男，10 岁。2023 年 4 月 8 日来诊。因外伤引起脑震荡 1 年；不定时会头痛头昏；手指甲倒刺。

【处方】代赭石 15g，30 付，煮水喝；三七粉一次 2g，一天两次；三精牌葡萄糖酸锌口服液。

【讲解】脑震荡后遗症主要表现是头痛头晕、记忆力下降等，特效药是代赭石。

手指甲倒刺，缺锌，葡萄糖酸锌口服液吃1盒，以后手上出现倒刺再吃。

【二诊】服药后头痛次数减少；因和同学打闹头部被打，头又开始疼了；平时大便干；心烦胆小；舌质淡舌尖红苔薄白；脉有力；腹诊：右少腹、耻骨上压痛。

【处方】柴胡加龙骨牡蛎汤合抵当汤，大黄牡丹汤。

柴胡18g，黄芩6g，桂枝6g，茯苓6g，生龙骨15g，生牡蛎15g，生赭石30g，大黄2g，清半夏6g，党参6g，生姜3片，大枣3个，烫水蛭2g，土元2g，桃仁6g，牡丹皮6g，冬瓜子15g，芒硝3g（冲服）。20剂。

根据心烦、胆小，脉有力选择柴胡加龙骨牡蛎汤。

水蛭入煎剂，一定要用烫水蛭。防止出现恶心等副作用。

【三诊】服药后头痛次数明显减少；偶尔还会有点痛。

原方10剂巩固治疗。

【本医案知识点】

1. 外伤脑震荡特效药——代赭石。

2. 缺锌。

3. 腹诊。

病案 3

胃痛

李某，女，58岁。经常会胃痛，时时有刺痛感，跟饥饱没关系；没有明显诱因就会胃痛；曾经做胃镜提示有慢性胃炎，胃溃疡；幽门螺杆菌阳性；舌质淡苔薄白；脉有力。

【处方】四合汤。

高良姜 10g，醋香附 10g，百合 30g，乌药 10g，丹参 30g，檀香 6g，砂仁 6g，炒蒲黄 9g，醋五灵脂 9g。5 剂。

患者服药后未来复诊。5 付药就治好了她几年的胃痛。

【讲解】经方中治疗胃痛最常用小陷胸汤，通过腹诊确定。胃痛首选方为四合汤。

热证类型幽门螺杆菌阳性用蒲公英 15g。

经验分享

- 怕热不怕冷，怕风，感觉有风往身体里钻，风吹后头痛，大便非常粘腻。如何处方？回答：白虎加桂枝汤，再加薏苡仁。

- 脑垂体瘤特效药——炒麦芽，首选方：麻黄附子细辛汤或真武汤。

- 头皮发紧或头皮痛的不能碰——太阳病之麻黄剂。

  - 方法：①原处方＋麻黄，有出汗问题，加生石膏；②每晚吃快克。

- 脑震荡后遗症特效药是代赭石，主要表现是头痛头晕、记忆力下降等。

- 手指甲倒刺，缺锌，三精牌葡萄糖酸锌口服液吃 1 盒，以后手上倒刺再出现再吃。

- 缺钙——首选龙牡壮骨颗粒，缺钙的指征是抽筋。

- 胃食管反流，泛酸，食管堵住不下感，如果脉有力，用大柴胡汤加郁金。

- 疱疹病毒特效药——薏苡仁。

- 嗜睡／开车打瞌睡、脉无力，特效方麻黄附子细辛汤。

- 手脚心出汗，脉有力——大承气汤。

三、友新医案

📖 柴胡桂枝汤合瓜蒌红花甘草汤治疗带状疱疹后遗痛

王某，男，66 岁，2023 年 5 月以"带状疱疹后遗痛"为主诉来诊。症见：带状疱疹后遗痛，左胸胁疼痛，腰痛，大便可，出汗多；饭后胃胀，胃不舒服；腹痛，胃部压痛；脉有力；舌质淡，苔薄白腻。

病脉证治处方分析：

【病】太阳少阳合病；胸痹病。

【脉】脉有力。

【证】带状疱疹后遗痛（表证）、出汗多、胸胁部疼痛、舌苔腻；腹诊胃部压痛。

【治】柴胡桂枝汤、瓜蒌薤白半夏汤、瓜蒌红花甘草汤、小陷胸汤、薏苡仁。

【处方】柴胡 24g，黄芩 9g，西洋参 6g，炙甘草 9g，清半夏 9g，大枣 45g，桂枝 9g，白芍 9g，全瓜蒌 30g，薤白 9g，黄连 3g，红花 15g，薏苡仁 30g，生姜 9 片。 5 剂，水煎服。

2023 年底，其同事来看病时，反馈他的带状疱疹后遗痛已好了。

【分析】胃部压痛，小陷胸汤；舌苔腻，加薏苡仁；带状疱疹，瓜蒌红花甘草汤；出汗多，桂枝剂；胸胁苦满痛，柴胡剂；因此用柴胡桂枝汤。

📖 舒肝健胃丸治疗胃痛案

汪某，女，34 岁，2023 年 7 月以"胃痛"为主诉来诊，症见：吃饭后引起胃痛，生气后胃疼。

【处方】中成药舒肝健胃丸。

【二诊】服药后胃痛好转。

效不更方，之后胃疼痊愈。

【分析】凡是生气后出现胃疼的，或者生气后胃疼加重的，都可以用舒肝健胃丸治疗。

📖 四合汤治疗胃痛

杨某，女，27 岁，2023 年 7 月以"胃痛"为主诉来诊，症见：胃痛，能吃凉的，手脚不凉、胳膊腿不凉，口不苦，大便可，纳可，舌质淡，苔白腻。

【分析】病人除了胃疼，没有太多其他症状，直接选择胃疼高效处方四合汤。

【治】四合汤。

【处方】高良姜 9g，香附 9g，百合 30g，乌药 6g，丹参 9g，檀香 6g，砂仁 9g，炒蒲黄 9g，醋五灵脂 9g，5 付，水煎服。

其后反馈胃痛已好。

📖 小青龙汤合林柴胡汤治疗胃痛案

张某，女，71 岁，2023 年 5 月以"胃痛"为主诉来诊，症见：见冷后胃痛，吃凉东西也胃痛。偶尔口苦，胃酸吐酸水，大便干，脉有力。

见冷后胃疼，吃凉东西后胃疼，小青龙汤。脉有力的胃酸吐酸水，用大柴胡汤可以让胃酸向下走。

【治】小青龙汤合大柴胡汤。

【处方】麻黄 4g，桂枝 10g，白芍 10g，炙甘草 6g，清半夏 9g，干姜 6g，细辛 3g，五味子 6g，北柴胡 24g，黄芩 9g，大黄 2g，炒枳实 9g，大枣 15g。7 付，水煎服。

【二诊】胃痛消失。效不更方，5 付，水煎服。

四、友新总结

本节课程的知识点总结

1. 带状疱疹的特效方是瓜蒌红花甘草汤,疱疹病毒的特效药是薏苡仁。带状疱疹的治疗要注意解表。

2. 带状疱疹后遗的微痒,考虑桂枝麻黄各半汤合瓜蒌红花甘草汤。带状疱疹后遗痛气虚的,首选补阳还五汤。

3. 脑震荡后遗症可见头痛、头晕、记忆力下降,特效药是代赭石。

4. 手指甲倒刺考虑缺锌,用三精牌葡萄糖酸锌口服液。

5. 胃痛的特效方是四合汤,有效率较高。

6. 幽门螺杆菌阳性热证用蒲公英,寒证用干姜、蒲公英。

本节课程相关知识点补充

1 带状疱疹后遗痛

①带状疱疹得病后,如果治疗错误,容易遗留后遗神经痛。抵抗力在这个疾病中间起到了决定性的作用。年龄越大,后遗症的可能性越大,治疗上难度越大。

②带状疱疹后遗痛最常见的疼痛部位在一侧的胸胁,要选择柴胡剂。具体的选择参照病脉证治选方。

③带状疱疹后遗痛疼痛特点是部位固定不移动,可诊断为瘀血,临床可根据腹诊来确定瘀血剂的使用。

2 胃痛

①胃痛要注意诱因,生气后加重的,为气郁,首选柴胡疏肝散。吃凉东西后胃痛的,首选良附丸。

②脉有力,烧心伴胃痛的,首选栀子大黄汤。

第十三讲

痔疮、肝功异常、新冠后遗症医案讲解

一、网络课讲稿

大家好，今天晚上接着讲课。

先来看这个病案。

📖 案例1

高某，女，33岁，江西人。

2023年7月9日来诊，主诉：患者生完孩子后痔疮经常发作，大便时常带血；便秘；肛门潮湿瘙痒；白带量多，质清稀；外阴也会瘙痒；睡眠浅，控制不住爱胡思乱想；乏力气短；怕冷怕风；舌质淡苔薄白边齿痕；脉一个手有力；另一个手无力。

【处方】乙字汤合补中益气汤，完带汤。

柴胡15g，黄芩9g，当归18g，甘草6g，大黄2g，升麻5g，炒白术30g，人参6g，陈皮3g，黄芪15g，山药30g，白芍15g，车前子9g，苍术9g，荆芥穗2g。

7剂，水煎服。

2023年7月15日二诊：患者服药后痔疮再未发作，肛门瘙痒消失；外阴瘙痒消失；乏力减轻；睡眠好转；月经前腿酸软，怕冷明显。

原方 7 剂，配合人参健脾丸。

【医案知识点】

1. 痔疮首选乙字汤。

2. 爱胡思乱想用归脾丸。

3. 白带清稀用完带汤。

我来给大家讲一下这个病案。

舌头有齿痕，这是黄芪剂。

乏力气短，这是气虚，最常见的处方是什么呢？升陷汤，补中益气汤、补阳还五汤，经方里面的主要是黄芪桂枝五物汤。

我们治疗痔疮的时候，最常用的就是补中益气汤、补中益气丸，大家记住这个知识点。

另外病人还有一个什么问题呀，白带量多啊，而且是比较清稀的。另外外阴瘙痒，肛门瘙痒，这都是湿，我们看到了舌质淡，苔薄白，这是寒湿。

寒湿的白带用完带汤，这是傅青主非常出名的处方。

学员如果想学习妇科或者搞妇科专科，必须得学习傅青主女科。

经典是必须得学习的，除了《金匮要略》的妇人三篇之外，傅青主女科是必须得学习的。今天用了他的什么经验呢？量多清稀的白带，寒湿类型的白带用完带汤。

女性生孩子以后痔疮经常发作，也是个常见现象。好多女性生了孩子以后会得痔疮，这与生孩子有直接关系。痔疮首选什么呢？首选乙字汤，只要是痔疮一般我都会用这个汤。

这个病人生完孩子以后，痔疮经常发作，大便时常带血，便秘，肛门瘙痒，白带量多，白带是清稀的白带，外阴瘙痒。睡眠浅，控制不住爱胡思乱想，乏力气短，怕冷怕风，舌质淡，苔薄白，边齿痕。

【处方】乙字汤合补中益气汤。用乙字汤和补中益气汤来解决痔疮的问题，乏力气短的问题；完带汤解决瘙痒，白带量多这个问题。

柴胡 15g，黄芩 9g，当归 18g，甘草 6g，大黄 2g，升麻 5g。

这是乙字汤，大家可以按我这个剂量用。

炒白术 30g，人参 6g，陈皮 3g，黄芪 15g，山药 30g，白芍 15g，车前子 9g，苍术 9g，荆芥穗 2g。

吃了 7 天以后痔疮就好了，未再发作，而且肛门瘙痒消失了，外阴瘙痒也消失，乏力减轻，睡眠好转了，月经前腿酸软怕冷明显好转。效不更方，然后加了一个人参健脾丸。

人参健脾丸解决什么呢？解决病人爱胡思乱想，思虑过度，用脑过度。同仁堂生产的归脾丸，它里面用的是人参，所以叫人参健脾丸。

问答

1 问：这个医案能否用妇科寒湿大合方？

张庆军回答：可以。

2 问：

（1）老师，外痔，不疼不痒，只是有痔核，也是用乙字汤吗？

张庆军回答：是的。

（2）痔核可以完全消除吗？

张庆军回答：可以。最好配合补中益气丸。

3 问：老师，妇女生孩子后易遗尿，怎么考虑？

张庆军回答：一气虚；二肾虚。

4 问：张老师，治疗痔疮地榆槐角丸常用吗？

张庆军回答：常用。痔疮三剑客乙字汤、补中益气丸、槐角丸。

5 问：老师，白黏稠白带用什么方子？

张庆军回答：龙胆泻肝丸可以考虑。

⑥ 问：张老师，内外痔疮都可以用乙字汤吗？

张庆军回答：是的。

⑦ 问：老师，前庭大腺囊肿，有没有特效治疗方法？

张庆军回答：比如龙胆泻肝丸。

⑧ 问：张老师白带黄瘙痒有异味用什么方子？

张庆军回答：傅青主的易黄汤。

⑨ 问：老师，是痔疮就可以用乙字汤吗？

张庆军回答：是的。

⑩ 问：老师，之前我看你处方，龙骨牡蛎都是用 9g，现在基本是 30g。

张庆军回答：是的，现在剂量变大了。

好了，大家看下一个病案。

📖 案例2

叶某，男，38 岁，郑州市人。

2023 年 5 月 21 日一诊，主诉：转氨酶高，谷丙转氨酶 150U/L；有高血压，高血糖，高血脂；不怕冷不怕热；出汗正常；口苦；大便不成形，黏腻不爽；颈椎不舒服；舌尖红苔腻；脉有力。

【处方】三仁汤合葛根芩连汤，大柴胡汤。

杏仁 6g，白蔻仁 10g，薏苡仁 30g，厚朴 9g，通草 6g，滑石 20g（另包），清半夏 9g，竹叶 6g，葛根 40g，黄芩 9g，黄连 3g，炙甘草 6g，柴胡 24g，赤芍 15g，炒枳实 9g，大黄 2g，生姜 9 片，大枣 3 枚。14 剂，水煎服。

2023 年 6 月 11 日二诊：复查肝功转氨酶下降；谷丙转氨酶 85U/L；幽门螺杆菌感染阳性。

原方，赤芍加量；加蒲公英 15g。

【处方】三仁汤合葛根芩连汤，大柴胡汤。

杏仁 6g，白蔻仁 10g，薏苡仁 30g，厚朴 9g，通草 6g，滑石 20g（另包），清半夏 9g，竹叶 6g，葛根 40g，黄芩 9g，黄连 3g，炙甘草 6g，柴胡 24g，赤芍 25g，炒枳实 9g，大黄 2g，生姜 9 片，大枣 3 枚，蒲公英 15g。14 剂。

2023 年 7 月 9 日三诊：患者未再去复查；感觉全身舒服；要求继续服药。

原方 14 剂巩固治疗。

【本医案知识点】

1. 赤芍降肝功能指标。

2. 蒲公英治疗幽门螺杆菌。

3. 脖子难受，湿热用葛根芩连汤。

给大家讲一下这个病案，是一个 38 岁的男性。他第一次来的时候转氨酶高，谷丙转氨酶高，还有高血压，高血糖，高血脂。病人要求解决化验指标的问题，这是我们中医现在面临的难题。病人拿着化验单来了，拿着体检报告来了，把 CT 呀，PET-CT 拿过来了，让你给他解决问题。这个病人就要求解决肝功能不正常的问题。

我们来看一下病人六经病的情况。

病人口苦，大便不成形，但是他大便是黏腻的，大家记住，虽然他大便不成形，但是他大便黏，这个也可以认为是大便困难。

脉有力口苦少阳病；脉有力大便粘腻，大便困难，阳明病，所以病人是少阳阳明合病，用了大柴胡汤。不怕冷，所以排除了太阳病。

病人颈椎有问题，脖子不舒服，这是葛根剂证。葛根剂证大便不成形，大便黏，舌尖又红脉又有力，用葛根芩连汤。

病人明显是湿热，病人的舌尖红，舌苔腻，这是三仁汤证。

这个病人根据病脉证治，根据他的症状，还有舌苔、脉诊这些情况，我们用了三仁汤合葛根芩连汤，大柴胡汤。

杏仁 6g，白蔻仁 10g，薏苡仁 30g，厚朴 9g，通草 6g，滑石 20g（另包），清半夏 9g，竹叶 6g，葛根 40g，黄芩 9g，黄连 3g，炙甘草 6g，柴胡 24g，赤芍 15g，炒枳实 9g，大黄 2g，生姜 9 片，大枣 3 枚。

吃了两周以后，病人就去检查了，肝功能转氨酶下降，谷丙转氨酶也下降了，又出现一个什么情况呢？幽门螺杆菌阳性。

现在这病人呢，你得让人家化验，你不让人家化验，他也要化验，因为他关心的就是指标的问题啊。以前有个支气管哮喘的，我治好了他都不相信，他一定到医院去查指标，西医跟他说治好了，他才认为我给他治好了。他不相信自己，也不相信中医，他相信西医的化验和检查。

那么幽门螺杆菌阳性怎么办呢？加蒲公英，这明显是一个热证类型的幽门螺杆菌的阳性，所以我们加了蒲公英。

解决肝功能的问题，我们有一个比较好的药就是赤芍，所以这次就把赤芍加大量了，上一次用的 15g，这次用的 25g。

到三诊的时候，病人不去检查了，为什么啊？他已经相信中医是可以治好的，实际上我们的效果是绝对没有问题的，我们现在治肝功能异常，治幽门螺杆菌阳性，把握还是非常大的。

大家看一下这个医案的知识点：第一个赤芍降肝功能的指标；第二个蒲公英解决幽门螺杆菌热证类型的；第三个脖子难受湿热的时候，用葛根芩连汤。

问答

⓫ 问：老师好，大黄是否后下？

张庆军回答：不用，一起煮。

⓬ 问：老师，好多时候，西医检查指标搞不清楚，可不可以忽略掉，

就用病脉证治？

张庆军回答：可以。

⑬ 问：生脉饮抓手和脉象是啥？

张庆军回答：气阴两虚，出汗多，乏力。

⑭ 问：张老师，三仁汤、甘露消毒丹、甘露饮应用要点怎么区别？

张庆军回答：都是湿热。三仁汤：舌尖红；甘露消毒丹：舌整个红；甘露饮：有裂纹。

⑮ 问：老师，这个如果是比如乙肝之类的，加乌梅，后续肝功能正常了，可以单用乌梅丸抗病毒吗？

张庆军回答：可以，不过肝炎病毒最好是感冒时治疗。

⑯ 问：老师晚上好，患者血清谷氨酰基转移酶高怎么处理？

张庆军回答：赤芍。

📖 案例3

胡某，女，55岁，郑州市人。2023年6月17日一诊，主诉：患者二次感染后经吃西药，打针输液等治疗后出现失眠、心慌、胸痛，胃胀胃难受；乏力；口干舌燥；心烦；大便干；舌尖红苔薄腻，脉有力。

【处方】甘草泻心汤合升麻鳖甲汤（去蜀椒、雄黄）。

炙甘草9g，姜半夏9g，黄芩9g，黄连3g，党参6g，干姜9g，大枣3枚，升麻9g，当归9g，鳖甲15g。3剂，水煎服。

2023年6月25日二诊：服药后睡眠好转；胃胀胃难受也减轻了；还是会心慌，夜里心脏发紧，老想捶胸，捶胸感觉会舒服一些。

原方合旋覆花汤。

【处方】甘草泻心汤合升麻鳖甲汤（去蜀椒、雄黄），加旋覆花汤。

炙甘草9g，姜半夏9g，黄芩9g，黄连3g，党参6g，干姜9g，大枣3枚，升麻 9g，当归 9g，鳖甲 15g，旋覆花 9g（包煎），茜草 9g。3 剂，加葱叶。

2023 年 7 月 9 日三诊：心慌改善；半夜容易醒，梦多；舌质淡苔薄腻，唾液线明显；脉有力，不用拍打胸脯了。

上方合温胆汤。

【处方】甘草泻心汤合升麻鳖甲汤（去蜀椒、雄黄），旋覆花汤，温胆汤。

炙甘草 9g，姜半夏 9g，黄芩 9g，黄连 3g，党参 6g，干姜 9g，大枣 3 枚，升麻 9g，当归 9g，鳖甲 15g，旋覆花 9g（包煎），茜草 9g，炒枳实 6g，竹茹 12g，陈皮 6g，茯苓 6g，生姜 3 片。3 剂，加葱叶。

2023 年 7 月 15 日四诊：心脏症状减轻多了；睡眠好多了；其他症状基本消失了。

原方继续吃 3 副巩固治疗。

【本病案知识点】

1. 拍打胸脯用旋覆花汤。

2. 二阳后遗症失眠用甘草泻心汤。

我们来看一下这个病案。

她留下的后遗症失眠，胃胀，胃难受，没劲，口干燥，心烦，大便干，心慌，胸闷胸痛。

凡是二阳后遗症留下的失眠，留下的胃难受、胃胀、胃病的，一律用甘草泻心汤合上升麻鳖甲汤（去蜀椒、雄黄）。

病人的处方：

炙甘草 9g，姜半夏 9g，黄芩 9g，黄连 3g，党参 6g，干姜 9g，大枣 3 枚，升麻 9g，当归 9g，鳖甲 15g。

这个炙甘草用的量小了，应该用成 12g。

第二次来的时候，吃药以后睡眠好转，胃胀胃难受也减轻了，但是还是心慌，夜里心脏发紧，老想捶胸脯，捶胸以后感觉会舒服一些。这个是典型的肝着病，旋覆花汤证。

炙甘草 9g，姜半夏 9g，黄芩 9g，黄连 3g，党参 6g，干姜 9g，大枣 3 枚，升麻 9g，当归 9g，鳖甲 15g，旋覆花 9g（包煎，记住必须用布包），茜草 9g。3 剂，加葱叶。

这里要加青色的葱叶，就是咱们吃的那个葱上面青色的葱叶，一般是加三根。

到第三次来的时候，心慌改善了，不用拍打胸脯了，但半夜容易醒，梦多，舌苔腻，唾液线明显，睡眠也不好，这显然是温胆汤证。

处方：甘草泻心汤合升麻鳖甲汤（去蜀椒、雄黄）、旋覆花汤、温胆汤，需要合的我们把它合上就行了。

炙甘草 9g，姜半夏 9g，黄芩 9g，黄连 3g，党参 6g，干姜 9g，大枣 3 枚，升麻 9g，当归 9g，鳖甲 15g，旋覆花 9g（包煎），茜草 9g，炒枳实 6g，竹茹 12g，陈皮 6g，茯苓 6g，生姜 3 片。3 剂，加葱叶。

下一次来的时候啊，心脏症状就减轻多了，睡眠也好多了，其他症状基本消失，又吃了三付巩固治疗。我也总结了，拍打胸脯用旋覆花汤，后遗症失眠用甘草泻心汤，这是这个医案的知识点。

问答

17 问：老师好，唾液线明显，代表啥？
张庆军回答：温胆汤。

18 问：感染后有失眠但没有胃的问题，可以用甘草泻心汤吗？
张庆军回答：可以。

19 问：升麻鳖甲汤（去蜀椒、雄黄），如何应用？
张庆军回答：升麻鳖甲汤治疗阴阳毒。

㉑ 问：老师，用升麻鳖甲汤，需要有咽痛吗？

张庆军回答：需要。以前有过也算。

二、友新笔记

1. 痔疮的治疗

（1）痔疮三剑客：乙字汤、补中益气汤、槐角丸。首选乙字汤。

（2）治痔疮时，最常用补气的药：补中益气汤 / 补中益气丸。

（3）外痔，不疼不痒，只是有痔核，也是用乙字汤。

（4）痔核可以完全消除吗？可以。最好配合补中益气丸。

（5）内外痔都可以用乙字汤。

2. 新冠后遗症 / 阳后后遗症 / 流感后遗症

（1）失眠、胃难受、胃胀，胃病等首选方：甘草泻心汤 + 升麻鳖甲汤（去蜀椒、雄黄）。

（2）新冠后有失眠，没有胃的问题也可应用。

（3）应用升麻鳖甲汤时需要有咽痛，以前有也算。

3. 肝功能异常

【特效药】大剂量赤芍。

病案 1

痔疮

高某，女，33岁。主诉：患者生完孩子后痔疮经常发作，大便时常带血；便秘；肛门潮湿瘙痒；白带量多，质清稀；外阴也会瘙痒；睡眠浅，控制不住爱胡思乱想；乏力气短；怕冷怕风；舌质淡苔薄白边齿痕；脉一个手有力；另一个手无力。

【处方】乙字汤合补中益气汤，完带汤。

柴胡 15g，黄芩 9g，当归 18g，甘草 6g，大黄 2g，升麻 5g，炒白术 30g，人参 6g，陈皮 3g，黄芪 15g，山药 30g，白芍 15g，车前子 9g，苍术 9g，荆芥穗 2g。7 剂，水煎服。

二诊：患者服药后痔疮再未发作，肛门瘙痒消失；外阴瘙痒消失；乏力减轻；睡眠好转；月经前腿酸软，怕冷明显。

原方 7 剂。配合人参健脾丸。

【讲解】

1. 乏力气短，齿痕舌，气虚——黄芪剂。

2. 痔疮首选乙字汤。治痔疮时，最常用补气的药：补中益气汤 / 补中益气丸。

3. 肛门潮湿瘙痒、外阴瘙痒——湿，舌质淡苔薄白——寒湿。

4. 白带量多清稀用完带汤；寒湿型白带用傅青主完带汤。

5. 爱胡思乱想用归脾丸。

【补充】这个医案也可以用妇科寒湿大合方。

肝功能异常 幽门螺杆菌阳性

叶某，男，38 岁，主诉：转氨酶高，谷丙转氨酶 150U/L；有高血压、高血糖、高血脂；问诊不怕冷不怕热；出汗正常；口苦；大便不成形，黏腻不爽；颈椎不舒服；舌尖红苔腻；脉有力。

【讲解】这是指标病的诉求。脉有力口苦——少阳病；脉有力 + 大便黏腻（大便困难）——阳明病；脖子不适——葛根剂。肝功能（转氨酶）问题的解决——赤芍。

【处方】三仁汤合葛根芩连汤＋大柴胡汤

杏仁 6g，白豆蔻 10g，薏苡仁 30g，厚朴 9g，通草 6g，滑石 20g（另包）清半夏 9g，竹叶 6g，葛根 40g，黄芩 9g，黄连 3g，炙甘草 6g，柴胡 24g，赤芍 15g，炒枳实 9g，大黄 2g，生姜 9 片，大枣 3 枚。14 剂，水煎服。

【二诊】复查肝功转氨酶下降；谷丙转氨酶85U/L；幽门螺杆菌感染阳性。

【原方】赤芍加量；加蒲公英 15g。

【处方】三仁汤合葛根芩连汤加大柴胡汤。

杏仁 6g，白蔻仁 10g，薏苡仁 30g，厚朴 9g，通草 6g，滑石 20g（另包）清半夏 9g，竹叶 6g，葛根 40g，黄芩 9g，黄连 3g，炙甘草 6g，柴胡 24g，赤芍 25g，炒枳实 9g，大黄 2g，生姜 9 片，大枣 3 枚，蒲公英 15g，14 剂。

【讲解】热证类型幽门螺杆菌阳性用蒲公英 15g。

【三诊】患者未再去复查；感觉全身舒服；要求继续服药。

原方 14 剂巩固治疗。

【知识点】

1. 赤芍降肝功能指标。

2. 蒲公英治疗幽门螺杆菌。

3. 脖子难受，湿热用葛根芩连汤。

4. 口苦＋大便粘（大便困难）——大柴胡。

阳后后遗症

胡某，女，55 岁。主诉：患者二次阳后经吃西药，打针等治疗后出现失眠心慌胸痛，胃胀胃难受；乏力；口干舌燥；心烦；大便干；舌尖红苔薄腻，脉有力。

【处方】甘草泻心汤合升麻鳖甲汤（去蜀椒、雄黄）。

炙甘草 9g，姜半夏 9g，黄芩 9g，黄连 3g，党参 6g，干姜 9g，大枣 3 枚，升麻 9g，当归 9g，鳖甲 15g，3 剂。

【讲解】凡是阳后后遗症留下的失眠、胃中难受等，一律甘草泻心汤 + 升麻鳖甲汤（去蜀椒、雄黄）。

注意：甘草泻心汤 + 升麻鳖甲汤不能解决所有新冠后遗症。

【二诊】服药后睡眠好转；胃胀胃难受也减轻了；还是会心慌，夜里心脏发紧，老想捶胸，捶胸感觉会舒服一些。

原方合旋覆花汤。

【处方】甘草泻心汤合升麻鳖甲汤（去蜀椒、雄黄）、旋覆花汤。

炙甘草 9g，姜半夏 9g，黄芩 9g，黄连 3g，党参 6g，干姜 9g，大枣 3 枚，升麻 9g，当归 9g，鳖甲 15g，旋覆花 9g（包煎），茜草 9g。3 剂，加青色葱叶 3 根。

【三诊】心慌改善；半夜容易醒，梦多；舌质淡苔薄腻，唾液线明显；脉有力；不用拍打胸脯了。

上方合温胆汤。

【处方】甘草泻心汤合升麻鳖甲汤（去蜀椒、雄黄）、旋覆花汤、温胆汤。

炙甘草 9g，姜半夏 9g，黄芩 9g，黄连 3g，党参 6g，干姜 9g，大枣 3 枚，升麻 9g，当归 9g，鳖甲 15g，旋覆花 9g（包煎），茜草 9g，炒枳实 6g，竹茹 12g，陈皮 6g，茯苓 6g，生姜 3 片。3 剂，加葱叶。

2023 年 7 月 15 日再诊时，自述心脏症状减轻多了；睡眠好多了；其他症状基本消失了。

原方继续吃 3 付巩固治疗。

【讲解】拍打胸脯用旋覆花汤（青葱叶用三根）。

经验分享

- 寒湿类型白带清稀，用完带汤；白带粘稠考虑龙胆泻肝丸；白带瘙痒异味考虑易黄汤。

- 前庭大腺囊肿，考虑龙胆泻肝丸。

- 怕冷怕风，白带量多，痒——可以当作桂枝汤证。

- 夏季感冒最常见：藿香正气软胶囊、三仁汤、甘露消毒丹、甘露饮、新加香薷饮等。

- 生脉饮抓手和脉象：气阴两虚、出汗多、乏力。

- 寒湿类型的舌质淡、苔厚腻，用参苓白术散。

- 拍打胸脯——旋覆花汤。

- 颈椎椎体水肿——葛根剂、茯苓剂。

- 月经量少——可以考虑温经汤。

三、友新医案

📖 乙字汤、地榆槐角丸、补中益气丸治疗痔疮出血

耿某，男，34 岁。2024 年 3 月以"痔疮出血"为主诉来诊，症见：痔疮出血，乏力，舌质淡，苔白腻，舌尖红，中有裂纹。

【治】乙字汤、中成药地榆槐角丸、补中益气丸。

【内服处方】升麻 4g，黄芩 8g，甘草 5g，大黄 2g，当归 9g，柴胡 12g。7 付，水煎服。

【内服中成药】地榆槐角丸（同仁堂牌）、补中益气丸（同仁堂牌），按说明服用，服用 7 天。

【二诊】痔疮出血已经好了。效不更方，7付，水煎服，同时结合中成药7天。

乙字汤、赤小豆当归散加地榆治疗痔疮

鲁某，女，30岁。2023年8月以"痔疮出血"为主诉来诊，症见：痔疮出血伴疼痛，乏力明显、舌质淡、舌苔薄白水滑。

【治】乙字汤、赤豆当归散加地榆9g、中成药补中益气丸、地榆槐角丸。

【内服处方】

柴胡12g，当归9g，升麻4g，黄芩9g，大黄2g，甘草6g，赤小豆30g，地榆9g。7剂，水煎服。

【内服中成药】补中益气丸（同仁堂）按加一倍剂量服用、地榆槐角丸（同仁堂）按说明服用。

【二诊】痔疮不便血了，痔疮也不痛了，效不更方，5付，水煎服，结合中成药。

乙字汤、补中益气汤治疗痔疮

蔡某，男，60岁。2023年8月以"痔疮出血"为主诉来诊，症见：痔疮发作，大便时先喷血，阳后半个月犯一次，十年前做过痔疮手术。舌质淡，舌体胖大，苔薄白腻，边齿痕。

病人同时有下肢静脉曲张，下肢胀痛，要求一起治疗。

【处方】乙字汤，补中益气汤、四妙勇安汤。

人参9g，黄芪9g，当归30g，炒白术6g，柴胡6g，升麻6g，新会陈皮6g，姜半夏9g，炙甘草6g，黄芩片9g，大黄2g，甘草6g，玄参30g，金银花30g。5付，水煎服。

【二诊】痔疮不出血了，静脉曲张胀痛减轻。效不更方，5付。

赤芍解决肝功能异常

赵某，女，50 岁。2023 年 11 月以"肝功能异常"为主诉来诊，症见：肝功能异常，转氨酶增高；空腹血糖 8.4mmol/L，没吃降糖药；耳鸣，大便可；怕热，易头晕；舌质淡，苔薄白，湿润。

【处方】参苓白术散加减。

太子参 25g，茯苓 15g，白术 15g，甘草 10g，山药 50g，莲子 25g，砂仁 10g，陈皮 15g，佩兰 15g，黄芪 50g，蒲公英 15g，黄连 6g，肉桂 2g，泽兰 9g，赤芍 20g。14 付，水煎服。

【二诊】化验肝功正常了，头晕、睡眠好了，效不更方，5 付。

【分析】本案患者血糖高，参类的选择用太子参。不能用党参。

甘草泻心汤、升麻鳖甲汤治疗阳后抑郁症加重

陈某，男，35 岁。2024 年 3 月以"抑郁症"为主诉来诊。

【症见】情志抑郁，心烦，胆小。阳后明显加重，容易想不好的事情，经常感觉活着没意思。眼干涩，情绪差，工作乏力。7 年前曾得过抑郁症，吃了 5 年抗抑郁的药，胖了 50 斤。失眠，怕冷，偶有头晕，大便不成形，小便次数多。舌质淡，苔白腻，边齿痕。

【腹诊】脐上、左少腹，耻骨上压痛；脐左压痛明显。

阳后加重的疾病，用甘草泻心汤、升麻鳖甲汤。感觉活着没意思加麻黄附子细辛汤，由于附子反半夏，因此把半夏换为天南星。

【治】柴龙牡、甘草泻心汤、升麻鳖甲汤、桂枝茯苓丸。

【处方】生牡蛎 30g，黄芩 9g，茯苓 9g，生赭石 30g，生龙骨 30g，大枣 30g，桂枝 9g，大黄 1g，党参 6g，柴胡 24g，炙甘草 6g，黄连 3g，干姜 6g，当归 9g，升麻 9g，醋鳖甲 15g，桃仁 9g，白芍 9g，牡丹皮 9g，制天南

星 9g，麻黄 3g，细辛 3g，黑顺片 6g。14 付，水煎服。早上、中午饭后吃。

【二诊】服药后各种症状明显见效，抑郁焦虑减轻，自杀念头消失。效不更方，14 付。

四、友新总结

本节课程的知识点总结

1. 痔疮的治疗常用乙字汤、补中益气汤、槐角丸。
2. 阳后遗症出现的失眠、胃难受、胃胀等首选处方为甘草泻心汤合升麻鳖甲汤（去蜀椒、雄黄）。
3. 肝功能异常的特效药是大剂量赤芍。

········· 本节课程相关知识点补充 ·········

1 痔疮

①痔疮的特征是出血、疼痛及便秘。痔疮疼痛首选乙字汤，痔疮出血可用赤小豆当归散，痔疮肿痛便血的中成药首选槐角丸。

②痔疮疼痛剧烈的，用乙字汤合赤小豆当归散合麻杏石甘汤。

③痔疮属气虚兼湿热的，用乙字汤合补中益气汤。

④痔疮属阳虚兼湿热的，用乙字汤合附子理中汤，或用槐角丸（小量）合附子理中丸（大量）。

⑤痔疮属脾阳虚兼湿热的，用乙字汤（小量）合黄土汤，加赤小豆、仙鹤草。

⑥另外，痔疮疼痛严重的，可以外用凉开水清洗，结合红霉素软膏外涂。

2 肝炎

①重度黄疸性肝炎、失代偿期肝硬化、顽固性腹水，胃脘胀满，都是门脉高压导致的。赤芍有降低门脉高压的作用。因此，重症肝炎的主要经验就是重用赤芍。

②肝炎的治疗，乌梅可以作为专病专药。凡是肝病都要加乌梅，但是酒精性肝炎不是必须加的。

③肝炎的病人，几乎都合并有表证，所以治肝炎需要解表。第一个是麻黄剂，第二个就是桂枝剂。肝病的病人解表以后、症状消失、肝功能会好转；有个别人会直接阳转阴，症状消除。

④肝炎的病人多有胃胀，特点是一吃就胀，不能多吃（八分饱）。胃胀这个症状按痞证治疗选方。